腸から生まれ変わるカラダ

順天堂大学医学部教授
小林弘幸

宝島社

はじめに

現代に生きる人のほとんどは、肥満や頭痛、肌荒れや、慢性的なストレスなど、何かしらのカラダの不調に悩まされています。

ここでもし、私が、

「そのカラダの不調は、腸を整えるだけで良くなりますよ」

と言ったら、どのように思われるでしょうか。多くの方々は眉唾だと思われるかもしれません。ですが、これは立証された事実なのです。

私は長年、医師として多くの患者さんを診察しつつ、自律神経の研究を行ってきました。そして、腸と自律神経が密接につながっていること、腸を整えると全身に大きなメリットを生み出すことがわかってきました。

腸は便をつくるだけでなく、血液に含まれる栄養にも大きく関わっている臓器です。腸の働きが良ければ、血液は栄養を多く含んだ質の高いものとなり、それが全身に行きわたることで、カラダ中に活力がみなぎっていきます。
また、体内に侵入したウイルスなどからカラダを守り、病気を防ぐのも、腸の役目です。さらに腸は、幸せを感じるホルモンの生成にも関わっているため、良い腸の人は、それだけ幸せな日々を過ごすことができます。

そんな腸ですが、現代の日本人の腸は、実は危機的状態におちいっています。食生活の乱れや無理なダイエット、ストレス社会などの影響で、腸内に老廃物がたまりやすくなっているのです。いわゆる「便秘」です。

便秘程度、と思われるかもしれませんが、腸内でたまった老廃物は、そのまま腸内で腐っていきます。腐敗した老廃物からは毒素が放出され、腸から血管を通じて全身に毒素が回り、全身の健康リスクが高まってしまうのです。

肌荒れやシワなどは、毒素が表面化したわかりやすい例ですし、いわゆる「加齢臭」のような、洗っても落ちない嫌なニオイも、この腸のトラブルが原因となっています。血液自体も毒素が混じったことでドロドロ化し、動脈硬化などを引き起こす要因となります。さらに、腸の問題はメンタルをも悪化させ、不安症やうつ病などの要因ともなるのです。

カラダの内側にあるため、私たちの目には映りませんが、多くの日本人の腸は、ボロボロで腐敗臭をまきちらす、いわば「ゾンビ腸」と化しているのです。

ただ、この「ゾンビ腸化」は、一概にあなたの生活に問題があるから、というわけではありません。現代社会の構造自体が、ゾンビ腸化させやすくなっているのです。腸と自律神経の関係は、腸からの一方通行ではありません。仕事が忙しく寝不足だったり、仕事中のトラブルでストレスを感じたりすると自律神経が乱れ、それが腸のバランスも崩してしまいます。

2019年のコロナ禍以降、ライフスタイルが激変したことも大きく影響しています。私が過去に講義で400人にたずねたところ、約9割の人がコロナ前よりメンタルが落ちた、と答えました。それぐらい、ほとんどの人は何かしらのストレスを抱えて生きているのです。

ストレスを避けられない現代社会だからこそ、日頃から腸を整えておくことが「ゾンビ腸化」、ひいては体調悪化を防ぐ最高の予防法となります。

40代を過ぎたあたりから体力が低下し、病気になりやすくなるのも仕方ない、と諦めている人もいるかもしれません。ですが、腸の改善は年齢・性別を問わず、必ず効果が発揮されます。また、健康状態に不安がない人であれば、そこに腸の改善が加われば、美容や日常の作業効率に大きなメリットがあります。

本書に書かれている腸の改善法は、「朝にコップ一杯の水を飲む」など、今日からでも取り組めるような簡単なものばかりです。様々な方法を用意しましたので、自分が続けられそうなものを見つけて実践してみてください。

気楽に楽しみながら、腸からカラダを生まれ変わらせましょう。

小林弘幸

Contents

はじめに……2

第1章
そのカラダの悩み「ゾンビ腸」が原因かも!?

エピソード1
「ゾンビ腸」になっちゃった!……16
全身のトラブルの原因は「ゾンビ腸」かも?……18

エピソード2
人はなぜ「ゾンビ腸」になるの!?……20
あなたもすでに「ゾンビ腸化」している!?……24

エピソード3
腸の不安は人生の不安!?……26
「ゾンビ腸」の放置はリスクが大きい!……28

エピソード4
頑張りすぎずに「ゾンビ腸」と向き合おう!……30
激動の時代と腸の関係……33
ゾンビ腸チェックリスト……34

「ゾンビ腸」の実態をアンケートから大分析！……40

第2章

ゾンビ腸の原因と影響

大腸の健康はカラダ全体の健康！……50
現代社会に潜む「ゾンビ腸」の原因……54
「ゾンビ腸」は全身トラブルの原因！……58
メンタルゾンビ……60
ムキムキゾンビ……64
肌荒れゾンビ……68
肥満ゾンビ……72
血液ドロドロゾンビ……76
便通ダメダメゾンビ……80

免疫ヨワヨワゾンビ……84
体臭ゾンビ……88
仕事ダラダラゾンビ……92
寝不足ゾンビ……96
「ゾンビ腸」は子どもにも悪影響が……100
「ゾンビ腸」撃退の特効薬とは？……102
便のチェックで「ゾンビ腸」を確認！……104

第3章 食べてゾンビ腸を回復させよう

エピソード5 食事で腸内細菌のバランスを整えるとは？……106
最高の腸内バランスとは？……108
幅広い食材が良い腸内環境を生む……110

善玉菌が生み出す「短鎖脂肪酸」の効果とは？……114
「ゾンビ腸」には発酵食品が効く！……116
「ゾンビ腸」に効く！　ビフィズス菌入りヨーグルトの秘密……120
ヨーグルト＝ビフィズス菌ではないので注意！……122
よりカラダに良いヨーグルトの食べ方とは？……124
食物繊維は何の役に立つの？……126
ネバネバ食材は便秘対策の強い味方！……130
抗酸化食品で老化を防ごう！……132
食事抜きはダイエットにも逆効果！……134
寝起きの１杯の水がゾンビ腸を撃退する……136
朝食を大事にしよう！……138
食事は朝昼夕で量のバランスをとろう……142
バナナ１本で快適な朝をスタート……144

朝の快便を促すオイル……146
メニューに迷ったら和食を選ぼう！……148
「ゾンビ腸」に染みわたる最強のみそ汁……152
たんぱく質の摂り方に注意！……154
減らすべきは肉ではなく炭水化物……156
適度な間食が腸の働きを促進する……158
手軽で美味しく腸にも良いドライフルーツ……160
食事の量は満腹にならないように抑える……162
ゆっくり噛むと何が良いの？……164
ガムを噛むだけで脳が活性化する？……166
腸の冷えには一杯のホットコーヒー……168
夕食は睡眠の3時間前までに……170
食べてすぐ寝るのは「ゾンビ腸」の始まり……172

「ゾンビ腸」にならないお酒の飲み方……174
夕食後にウォーキングをしよう……176
健康的でも美味しくなければ逆効果……178
好物を食べる「ブレイクデイ」を設定しよう……180
たまの外食も「ゾンビ腸」対策……182

第4章 運動でゾンビ腸を撃退しよう

エピソード6 腸に良い運動はハードでなくてもOK……184
運動でどうして腸内環境が良くなるの?……186
「正しい運動」にこだわりすぎない!……188
腸のストレッチで腸を元気に!……190
お風呂タイムにストレッチ!……194

トイレタイムに役立つマッサージ……196
呼吸ひとつでイライラが消える?……198
手軽で効果抜群の「ゆるスクワット」……200
運動するならジョギングよりウォーキング……202

第5章 日常生活の習慣でゾンビ化を防ごう

エピソード7 日常生活のクオリティが腸の質も上げる……204
早起きが自律神経を整える……206
朝日で「ゾンビ腸」を撃退しよう……208
決まった時間にトイレタイムを設定する……210
頭を使う仕事は午前中に済まそう……212
イライラしたら深呼吸でリラックス……214

ため息と一緒にストレスを吐き出そう……216
ニッコリ笑って「ゾンビ腸」を吹き飛ばせ！……218
冷えは腸の大敵！　寒さに敏感になろう！……220
音楽で気分も腸もリラックス……222
正しい姿勢で「不腸」をリセット……224
帰宅後はすぐにソファに座らない……226
夜12時までに寝て翌日に備えよう……228
ぬるめのお湯に15分つかろう……230
睡眠の質を上げるには？……232
寝る前のスマホやパソコンは避けよう……234
短い日記でその日一日をリセット……236
週1回「睡眠の日」をつくろう……238
自然の力を感じて気分をリフレッシュ……240

こまめに片づけをしよう……242
ムダのない部屋が余裕のある生活をつくる……244
早めにスタートし、ゆっくり行動しよう……246
ストレスのない人とのつきあい方とは？……248
無理しすぎないことが何より大事……250
おわりに……252

第1章

そのカラダの悩み「ゾンビ腸」が原因かも⁉

エピソード1

「ゾンビ腸」になっちゃった！

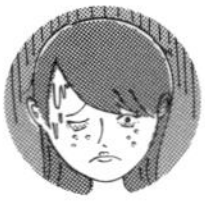

ゾン子

はぁ……なんだか最近カラダの調子が悪いのよね〜……
肌荒れはひどいし、冷えやむくみも……

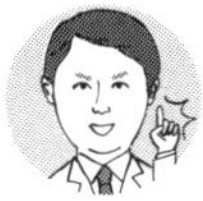

ヒロユキ先生

そこのアナタ、ちょっとお待ちなさい！

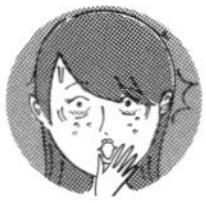

ゾン子

だ、誰よアンタ!?

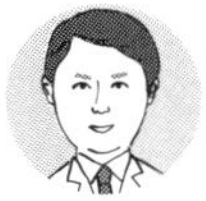

ヒロユキ先生

私は腸の専門家さ。それよりもキミ
鏡を見てごらんなさい

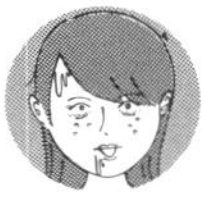

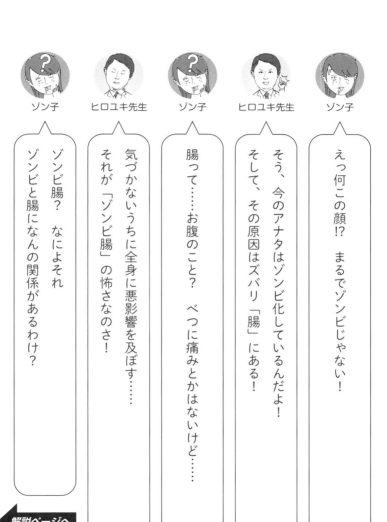

ゾン子

えっ何この顔!?　まるでゾンビじゃない!

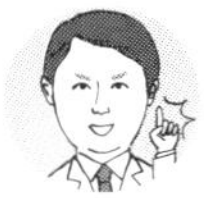

ヒロユキ先生

そう、今のアナタはゾンビ化しているんだよ!
そして、その原因はズバリ「腸」にある!

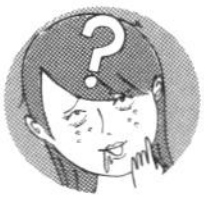

ゾン子

腸って……お腹のこと?　べつに痛みとかはないけど……

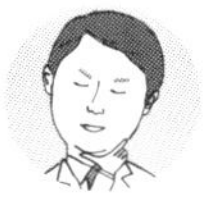

ヒロユキ先生

気づかないうちに全身に悪影響を及ぼす……
それが「ゾンビ腸」の怖さなのさ!

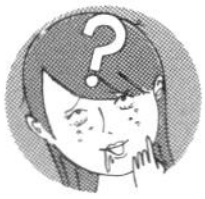

ゾン子

ゾンビ腸?　なによそれ
ゾンビと腸になんの関係があるわけ?

解説ページへ

全身のトラブルの原因は「ゾンビ腸」かも？

腸という器官は、栄養を吸収し、全身に行きわたらせる機能を持ちます。では、その腸の中に、カラダにとって有害な物質がたまってしまったらどうなるでしょうか？栄養に混じって毒素が全身を巡り、それがカラダのあちこちでトラブルを引き起こして、様々な症状となって現れます。ゾンビのウイルスがどんどん感染を拡大させて増殖するように、腸の不調はカラダ全体に伝播《でんぱ》し、多岐にわたる悪影響を及ぼすのです。本書ではこのような状態におちいった腸を**「ゾンビ腸」**と命名しました。

何かと忙《せわ》しない日本の社会に身を置く現代人は、多種多様なカラダのトラブルを抱えながら生きています。ですが、その原因が腸にあるかもしれないと気づいている人は、ほんのひと握りです。本書を手に取って、「ゾンビ腸」というキーワードを知ることができたあなたは非常に幸運です。これから紹介するゾンビ腸のメカニズムと解消法を知ることで、悩みの種になっている症状を改善する糸口を探していきましょう。あなたのカラダは腸から生まれ変わるのです！

カンタン図解 ゾンビ腸のイメージ

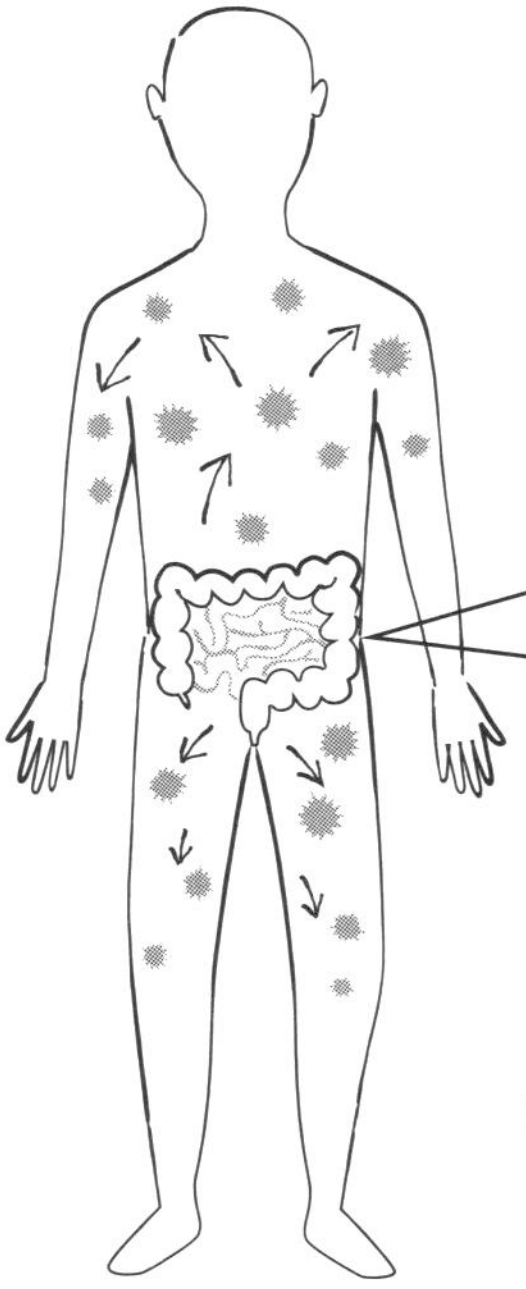

大腸の機能が弱まると、内部に老廃物がたまりやすくなり、それらはやがて毒素を発生させます。

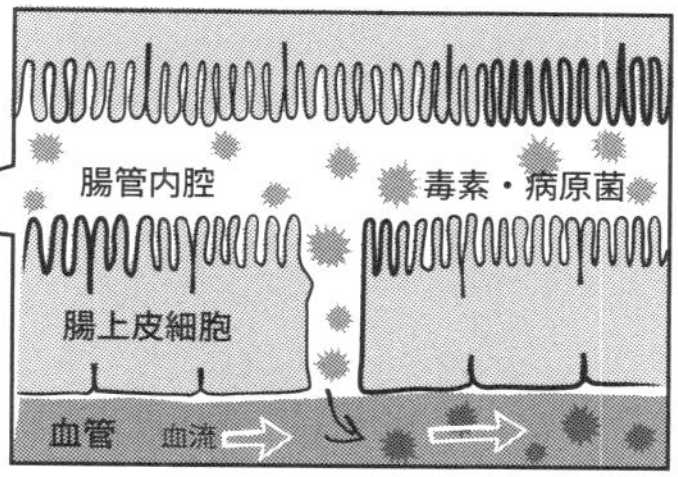

発生した毒素は腸管壁から染み出して血管の中に入り込み、全身を汚染してしまいます。「ゾンビ腸」はカラダの広範囲に悪影響を及ぼすのです。

アタシのカラダの中も知らないうちに
毒素まみれかもしれないってこと!?

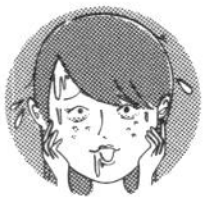
ゾン子

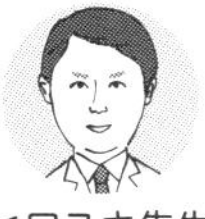
ヒロユキ先生

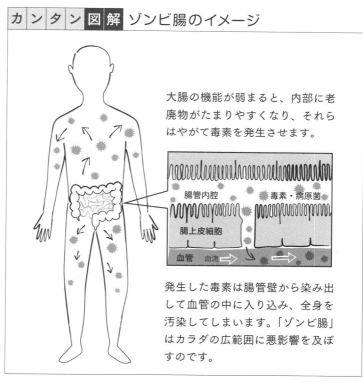

目には見えないから、誰にでも「ゾンビ腸」
のリスクはあるんだよ

エピソード2

人はなぜ「ゾンビ腸」になるの!?

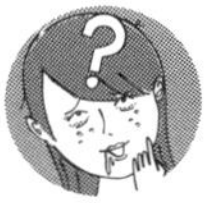

ゾン子

ゾンビ腸の怖さはなんとなくわかったけどどうして腸に毒素がたまっちゃうの？

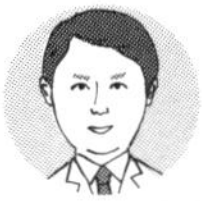

ヒロユキ先生

ゾン子ちゃんは「腸内フローラ」って知ってるかな？

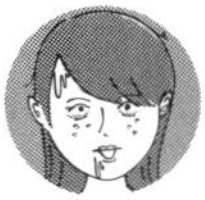

ゾン子

どこかで聞いたことがあるような……

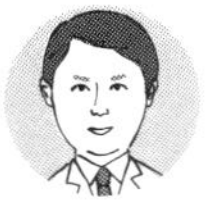

ヒロユキ先生

腸内フローラとは、簡単に言うと腸内で暮らす細菌たちのことを指すんだ

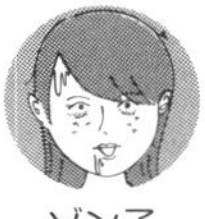
ゾン子

細菌って、善玉菌とか悪玉菌とかいうやつ？

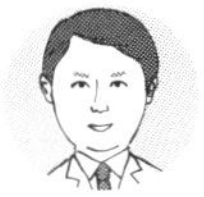
ヒロユキ先生

そう、カラダに良い働きをするのが善玉菌で
逆にカラダに悪い働きをするのが悪玉菌だね

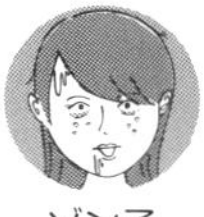
ゾン子

じゃあ、腸に毒素がたまるのも悪玉菌のせい？

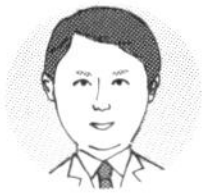
ヒロユキ先生

うん。悪玉菌には腸内の腐敗を進めて
有害物質や発がん性物質をつくりだす働きがあるからね

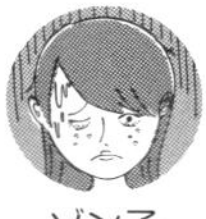
ゾン子

うえ〜、お腹の中でそんなことが起きてたなんて……

GO NEXT

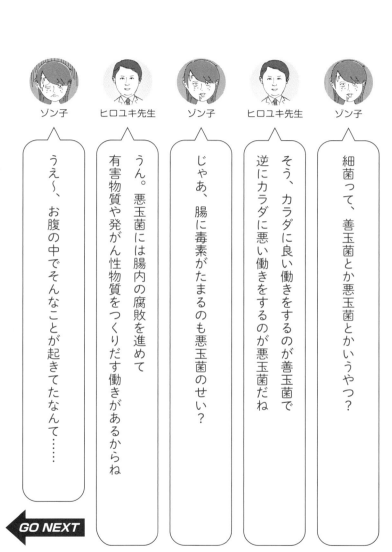

ヒロユキ先生

それに、善玉菌と悪玉菌のバランスが崩れて腸内フローラが
乱れると、腸の「バリア機能」も衰えてしまうんだ

ゾン子

バリア機能って?

ヒロユキ先生

有害な菌や物質が腸から体内に入るのを防ぐ機能のことさ
これが弱まると、腸から全身へ毒素や病原菌が染み出してしまう

ゾン子

つまり、それがゾンビ腸の原因ってこと!?

ヒロユキ先生

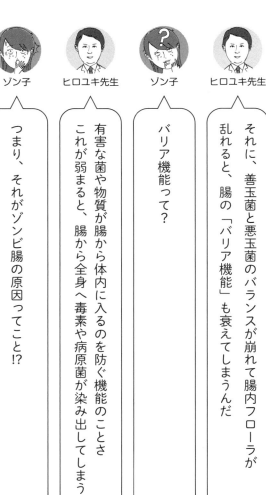

そのとおり。知らないうちに腸から全身が汚染されて
気づいたらゾンビ状態ってわけさ

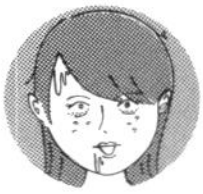

ゾン子

じゃあ、アタシの肌荒れや冷え性も……

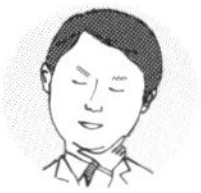

ヒロユキ先生

ゾンビ腸が原因の可能性があるね。それに肝炎や動脈硬化といった、もっと怖い病気につながることもある

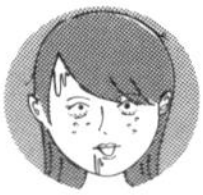

ゾン子

もしかして、アタシって今かなりヤバい状況？

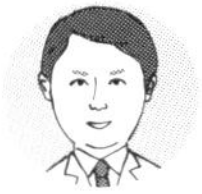

ヒロユキ先生

うん。なんといってもゾンビだからね

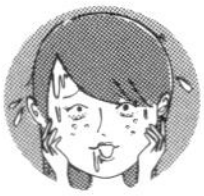

ゾン子

うわ～！　アタシのカラダどうなっちゃうの!?

解説ページへ

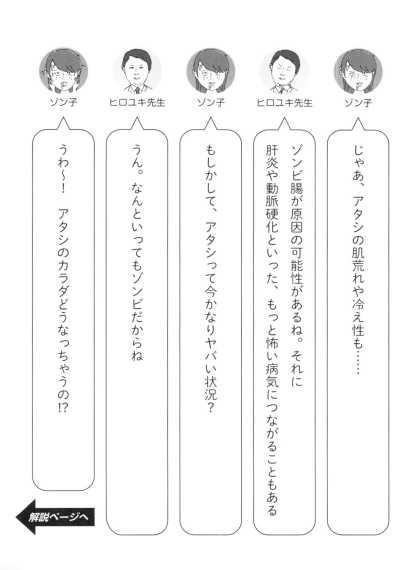

あなたもすでに「ゾンビ腸化」している!?

腸に毒素がたまることで引き起こされる「ゾンビ腸」。そもそも、なぜ腸の内部にそういった悪性の物質がたまってしまうのでしょうか。

それは、腸の中で暮らす細菌たちのバランスによって成り立つ「腸内フローラ」が乱れ、カラダに悪い働きをする悪玉菌が増えているからです。悪玉菌はたんぱく質を分解して有害物質や発がん性物質などを発生させるほか、腸内の腐敗を進めたり、ガスを発生させたりするため、その数が多すぎる状態が続くと、腸内の環境は悪化する一方になります。

さらに、腸内の有害な菌や物質が体内に吸収されるのを防ぐ腸の「バリア機能」までもが衰えてしまうと、腸にたまった毒素や病原菌が腸管壁から染み出して血管の中に入り込んでしまいます。すると、血液に混ざって毒素が全身を巡り、様々なカラダのトラブルを引き起こすことになるのです。

簡略化した説明になりますが、これがゾンビ腸のメカニズムです。

ゾンビ腸の原因となる、腸内フローラのバランス崩壊が起きるリスクは、日常生活の様々な場面に潜んでいます。暴飲暴食や過度な食事制限といった食生活の乱れに始まり、人間関係のストレス、運動不足や睡眠リズムの狂いなど、私たちの腸内環境に影響を与える要素は数えだしたらキリがありません。誰もがゾンビ腸になってしまう危険性にさらされながら生きているのです。

腸内における悪玉菌の割合は加齢によって増加していくため、年配の方ほどゾンビ腸には気をつけなければいけませんが、一方で年齢的な余裕から腸へのケアを怠りがちな若年層も油断はできません。なぜなら、ゾンビ腸に自覚症状はなく、気づかないうちに進行して、いつのまにか全身を蝕《むしば》んでいるものだからです。

肌荒れや冷え性、あるいは体臭のように、一見するとお腹の調子とは関係なさそうな症状であっても、その原因はゾンビ腸にあるかもしれません。「自分は若いから大丈夫」と楽観的に思い込まず、本書を読んで自分の生活を見直してみましょう。

ゾンビ腸は全身の不調を引き起こす可能性のある恐ろしい状態ですが、逆に言えば、ゾンビ腸さえ治れば、カラダのトラブルが一気に解消される希望もあります。そんな前向きな気持ちでゾンビ腸と向き合っていきましょう。

エピソード3

腸の不安は人生の不安!?

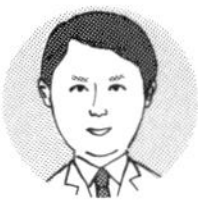

ヒロユキ先生

ゾン子ちゃん、ゾンビ腸のメカニズムは理解できたかな？

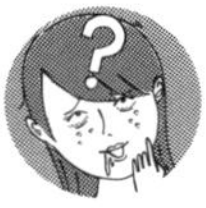

ゾン子

大体はわかったけど……
このままゾンビ腸が解消できなかったら、アタシどうなるの？

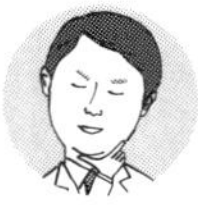

ヒロユキ先生

カラダの不調が続いて、気持ちが落ち込んで
ストレスでもっと腸に負担がかかる——
そんな「**〝不腸〟のスパイラル**」におちいるだろうね

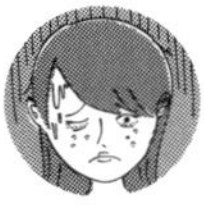

ゾン子

うわぁ……想像しただけでも最悪……

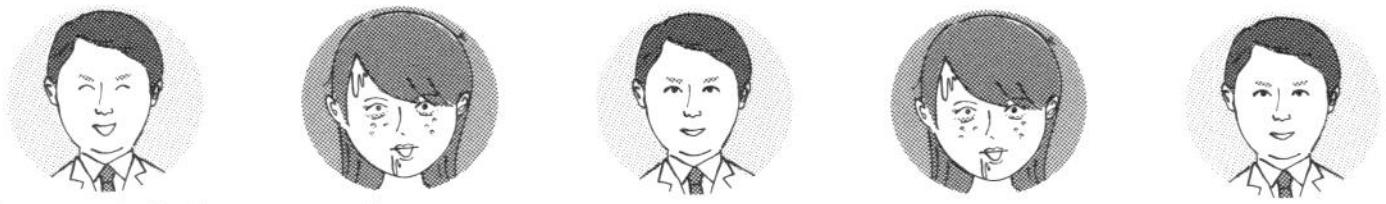

ヒロユキ先生：腸が悪いと、人生まで悪い方向に転んでしまうものだよ

ゾン子：確かに。アタシなんてこの有様だからね……

ヒロユキ先生：人間としての健康な生活を取り戻したいかい？

ゾン子：そんなの当たり前でしょ！

ヒロユキ先生：それなら、ゾンビ腸についてもっと深く学んでいこう！

解説ページへ

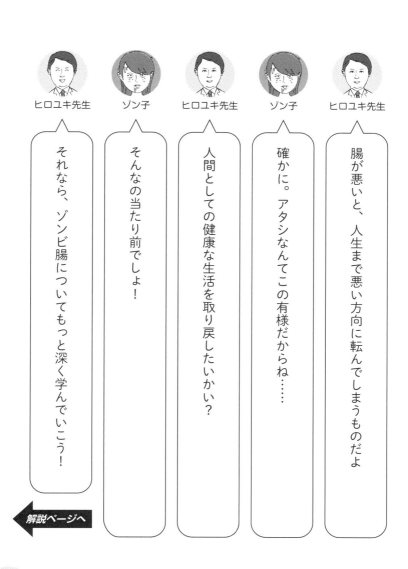

「ゾンビ腸」の放置はリスクが大きい！

腸の健康について考えるとき、**自律神経**との関係は切っても切れません。血液循環や呼吸、消化などを司る自律神経は、腸の働きと密接に連動しており、互いに影響を与え合っています。極度な緊張による腹痛などは、ストレスによる自律神経のバランスの乱れが腸に悪い影響を与える典型的な例です。

自律神経が血管の拡張・収縮を行って血流や血圧をコントロールするのに対し、腸は食事によって補給された栄養素を吸収することで「血液の質」を高めます。しかし、ゾンビ腸になってその機能が衰えると、毒素が混じった質の低い血液が全身を巡って様々な症状を引き起こし、そのストレスで今度は自律神経が乱れるという負の連鎖が起きてしまいます。これが「**〝不腸〟のスパイラル**」の仕組みです。

このように、ゾンビ腸には一度なってしまうとなかなか脱却できない特徴があり、そもそも腸に原因があると気づかれにくいため放置されがちです。しかし、悪化すると左の画像のような重い症状が現れることもあるので、早急な対策が必要です。

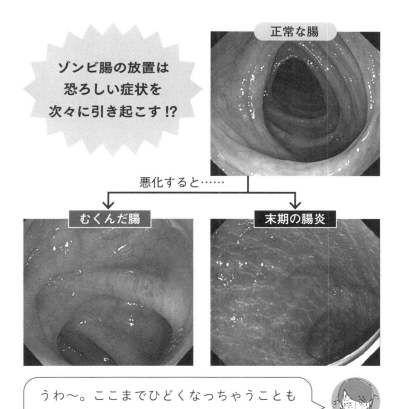

**ゾンビ腸の放置は
恐ろしい症状を
次々に引き起こす!?**

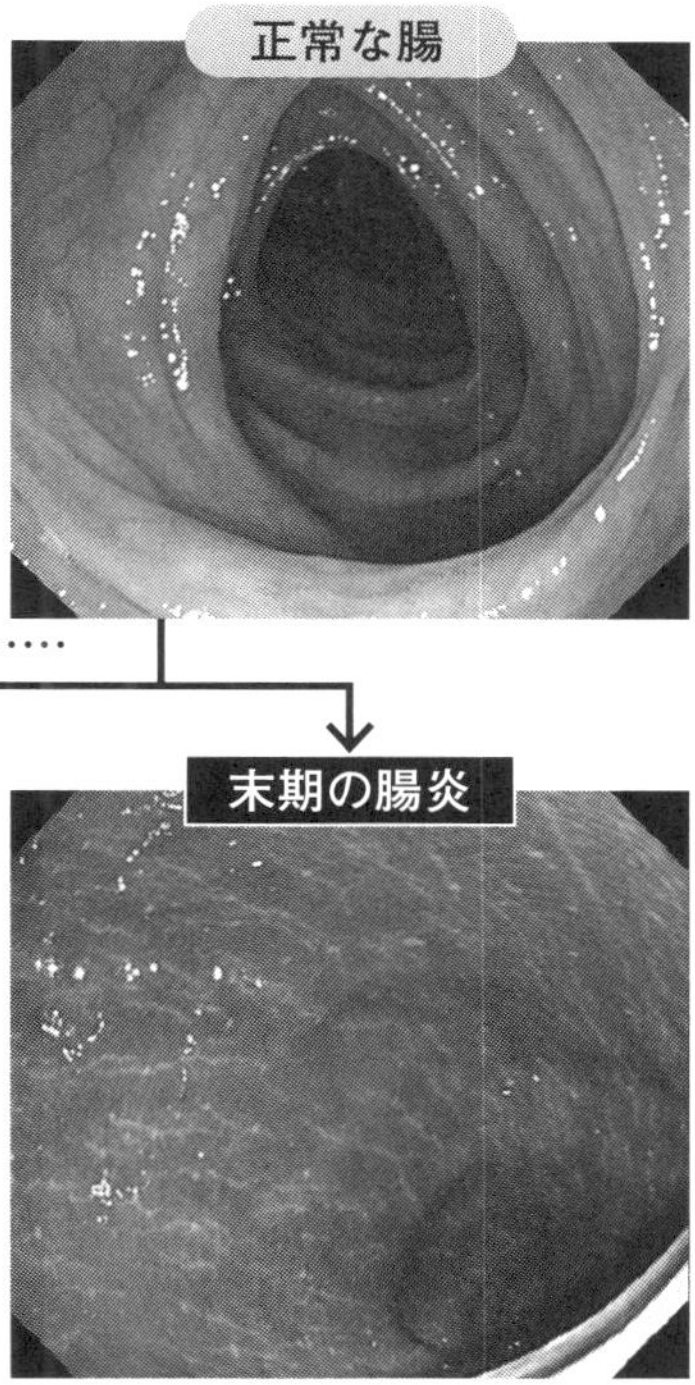

うわ〜。ここまでひどくなっちゃうことも
あるんだ……

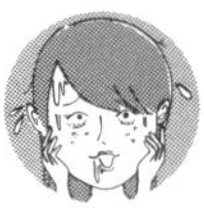

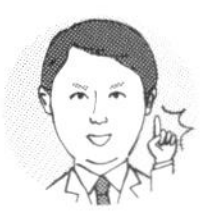

たとえ症状が軽くても甘く見ずに、
早め早めに対策をしていくのが大切だよ

エピソード4

頑張りすぎずに「ゾンビ腸」と向き合おう！

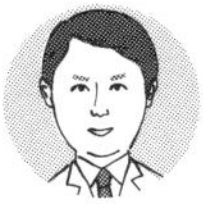

ヒロユキ先生

改めて聞くけど、ゾン子ちゃんは自分がゾンビ腸になってしまった原因に心当たりがあるかい？

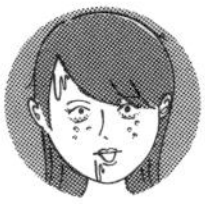

ゾン子

つい食べすぎたり、そのせいで無理なダイエットをしたり……

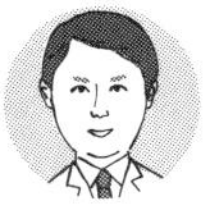

ヒロユキ先生

なるほど、食生活の乱れだね。でも、ほかにも理由があるんじゃないかな？　たとえば仕事のストレスとか

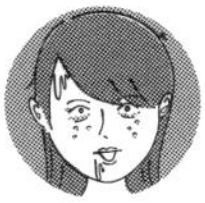

ゾン子

確かに。最近忙しい日が続いて気持ちに余裕がなかったかも……

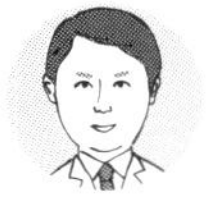

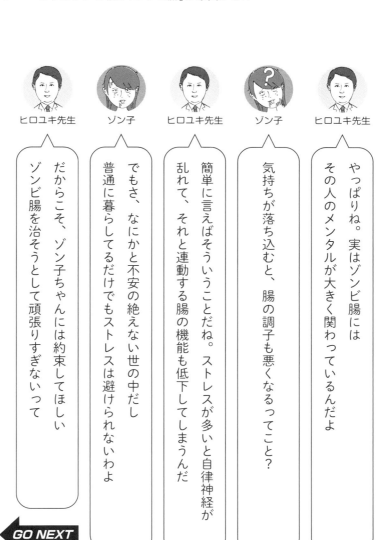

ヒロユキ先生

やっぱりね。実はゾンビ腸には
その人のメンタルが大きく関わっているんだよ

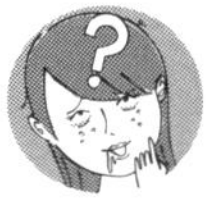

ゾン子

気持ちが落ち込むと、腸の調子も悪くなるってこと？

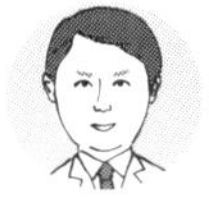

ヒロユキ先生

簡単に言えばそういうことだね。ストレスが多いと自律神経が
乱れて、それと連動する腸の機能も低下してしまうんだ

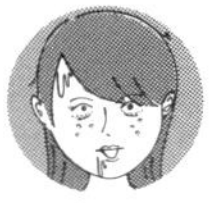

ゾン子

でもさ、なにかと不安の絶えない世の中だし
普通に暮らしてるだけでもストレスは避けられないわよ

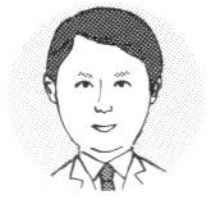

ヒロユキ先生

だからこそ、ゾン子ちゃんには約束してほしい
ゾンビ腸を治そうとして頑張りすぎないって

GO NEXT

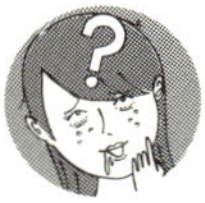

ゾン子

どういうこと？

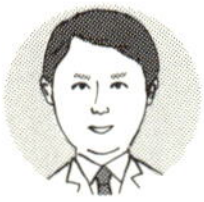

ヒロユキ先生

ゾンビ腸を治さなきゃと意識しすぎると
それがストレスになって自律神経が乱れ、腸にも悪影響がある
それじゃ本末転倒だろう？

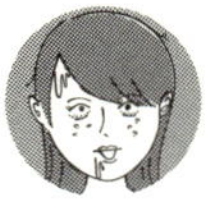

ゾン子

それはそうだけど……

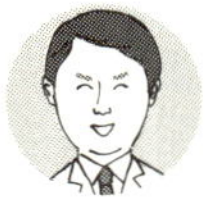

ヒロユキ先生

無理をしないで、できることから少しずつ
実践していけばいいのさ

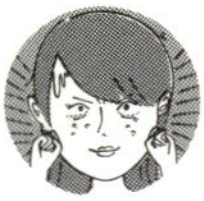

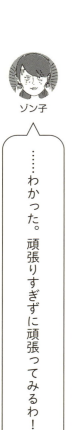

ゾン子

……わかった。頑張りすぎずに頑張ってみるわ！

解説ページへ

激動の時代と腸の関係

ゾンビ腸と向き合ううえで大切にしてほしいのは、早く症状を改善しようとして気を張りすぎないことです。

ただでさえ私たちが暮らす現代は、以前にも増してストレスに満ちたものへと変化しています。コロナ禍による生活様式の急変や、不安定になりつつある世界情勢、止まらない物価高騰に、激しすぎる気候変動など、個人には制御できない地球規模の問題に、我々は日々さらされながら生きているのです。

ですから、さらに余計なストレスを抱え込まないために、ゾンビ腸の対策には気楽に臨みましょう。本書では幅広い層に向けてゾンビ腸の解消法をいろいろと紹介していきますが、そのすべてを実践する必要はありません。

もっとも重要なのは、あなたにとって楽しく続けられること。ひとつでも気に入った解消法があれば、まずはそれから試してみましょう。「**頑張りすぎずに頑張る**」のが、腸を改善するための鉄則です。

ゾンビ腸チェックリスト

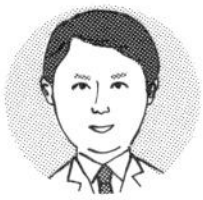

ヒロユキ先生

ここでは自分のゾンビ腸の進行度を調べるアンケートを掲載するよ。アナタも自分が当てはまる項目にチェックを入れてみよう！

Q1 食生活

□ 魚よりも肉が好き

□ 食事の時間が不規則なことがある

□ 朝食や昼食を抜くことがある

□ 寝る3時間前に食べたり飲んだりすることがある

□人より食べるのが早い

□食事を外食やコンビニ食で済ませることがある

□たんぱく質を多めに摂っている

□食物繊維を、毎日は摂っていない

□発酵食品を、毎日は摂っていない

□ネバネバ食材を、毎日は摂っていない

□毎日1リットル以上水を飲んでいない

□油の種類を選んで摂っていない

Q2 生活習慣と健康状態

□ 休日は起床時間があまり定まっていない

□ 定期的に運動をする機会がない

□ 一日に30分以上歩いていない

□ 部屋や机の上を散らかしたままにしていることがある

□ お酒を飲むときに、水と一緒に飲んでいない

□ 薄着をすることが多い

□ 湯船に入らずシャワーで済ませることが多い

□ 寝る1時間前にスマホやPCを見ている
□ ダイエットをしている
□ ストレスを感じることがある
□ 疲れが取れにくいことがある
□ むくみが気になることがある
□ 冷え性である
□ 肌荒れや吹き出物が気になることがある
□ 自分の体臭が気になることがある

□ 頭痛や肩こり・腰痛が気になることがある

□ 最近なんとなく憂うつになることがある

□ 最近眠りが浅いと感じることがある

□ 最近体調を崩しやすい

□ 最近物忘れすることがある

Q3 排便状況

□ 朝に便が出ないことがある

□ 便が2日以上出ないことがある

□ 便が出るまで5分以上かかることがある

□ 便意があってもすぐにトイレに行けないことがある

□ 便を出しても残便感が気になることがある

□ 便の色がいつもと違うことがある

□ 便が硬すぎたり、軟らかすぎることがある

□ 便やおならのニオイが臭いと感じることがある

「ゾンビ腸」の実態をアンケートから大分析！

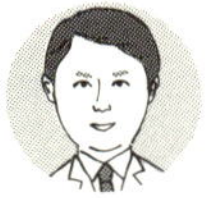
ヒロユキ先生

34～39ページのアンケートをチェックしたら該当した項目の数に応じて自分のゾンビ腸進行度を判断しよう

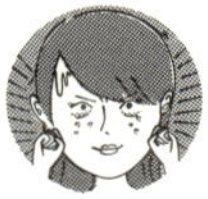
ゾン子

1000人を対象にした同じアンケートの回答データも紹介していくよ！

該当数別

ゾンビ腸進行度

0～5個：ステージ0 あなたの腸はピカピカ！

6～10個：ステージ1 ゾンビ腸予備軍（体調変化に要注意）

11～20個：ステージ2 ゾンビ腸（不調が本格化する前に要改善）

21個～：ステージ3 重度のゾンビ腸（早急な対策が必要）

年代・性別ごとのゾンビ腸進行度データ

		回答者数	ステージ0	ステージ1	ステージ2	ステージ3
全体		1000人	37.3	**25.3**	**27.8**	9.6
男性	20代	100人	59.0	18.0	16.0	7.0
	30代	100人	45.0	**28.0**	**23.0**	4.0
	40代	100人	46.0	**21.0**	**24.0**	9.0
	50代	100人	31.0	**40.0**	**22.0**	7.0
	60代	100人	32.0	**30.0**	**29.0**	9.0
女性	20代	100人	52.0	14.0	**22.0**	12.0
	30代	100人	33.0	15.0	**40.0**	12.0
	40代	100人	28.0	**23.0**	**36.0**	13.0
	50代	100人	17.0	**27.0**	**39.0**	**17.0**
	60代	100人	30.0	**37.0**	**27.0**	6.0

（※進行度ごとの数値はパーセンテージ表記）

ゾンビ腸予備軍以上の人は、
なんと全体の６割を超えているんだ

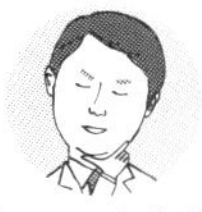

ヒロユキ先生

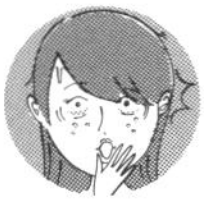

ゾン子

若い人でも油断はできないのね……！

Q1 「食生活」該当者が多い項目トップ5

1位	**魚よりも肉が好き**	**395人／1000人**
2位	ネバネバ食材を、 毎日は摂っていない	347人／1000人
3位	寝る3時間前に食べたり 飲んだりすることがある	321人／1000人
4位	人より食べるのが早い	277人／1000人
5位	発酵食品を、 毎日は摂っていない	264人／1000人

お肉ばかり食べると悪玉菌が増えてしまうから、好きな人は注意が必要だよ

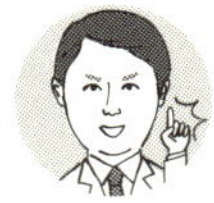

ヒロユキ先生

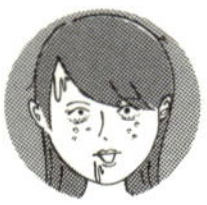

ゾン子

ネバネバ食材とか発酵食品も、意識しないと、なかなか食べないよねぇ……

Q2「生活習慣と健康状態」該当者が多い項目トップ5

1位	**寝る1時間前に スマホやPCを見ている**	**494人／1000人**
2位	ストレスを感じる ことがある	402人／1000人
3位	定期的に運動をする 機会がない	380人／1000人
4位	疲れが取れにくい ことがある	361人／1000人
5位	一日に30分以上 歩いていない	335人／1000人

寝る前のスマホは
アタシもよくやっちゃうわ……

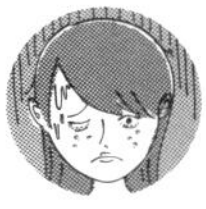
ゾン子

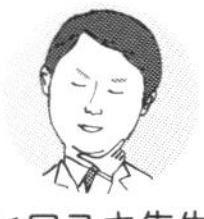
ヒロユキ先生

運動をする習慣がない人も
かなり多いようだね

Q3 「排便状況」該当者が多い項目トップ5

1位	**朝に便が出ないことがある**	**308人／1000人**
2位	便やおならのニオイが臭いと感じることがある	228人／1000人
3位	便が硬すぎたり、軟らかすぎることがある	220人／1000人
4位	便が2日以上出ないことがある	209人／1000人
5位	便を出しても残便感が気になることがある	192人／1000人

便秘に関する項目が
2つランクインしてるね

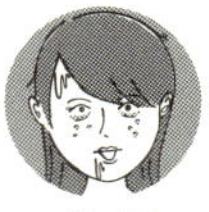

ゾン子

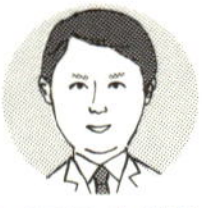

ヒロユキ先生

データによれば、便通の悩みを
抱えている人は女性に多いようだよ

ゾンビ腸進行度による症状別の該当率

	該当者数	ステージ0	ステージ1〜3
回答者数	1000人	37.3	62.7
だるさ	287人	12.9	87.1
肌荒れ	147人	14.3	85.7
乾燥肌	131人	9.9	90.1
冷え性	158人	10.1	89.9
肥満	157人	12.1	87.9
むくみ	149人	10.7	89.3
体臭	116人	7.8	92.2
口臭	158人	10.1	89.9
貧血	62人	9.7	90.3
頭痛	174人	8.0	92.0
肩こり	275人	13.1	86.9
腰痛	240人	12.5	87.5
風邪をひきやすい	49人	8.2	91.8
アレルギー症状	101人	14.9	85.1
イライラ	192人	10.4	89.6
うつ・気分の落ち込み	161人	5.6	94.4
もの忘れ	101人	5.0	95.0

（※進行度ごとの数値はパーセンテージ表記）

この表は各症状に該当する人の割合を
ゾンビ腸の進行度別にまとめたものだよ

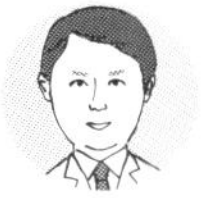

ヒロユキ先生

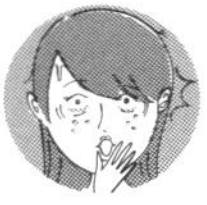

ゾン子

該当者の９割前後はゾンビ腸が進行してる
人だ！　やっぱり不腸＝不調なんだね！

ゾンビ腸対策への意識調査①

質問内容

（不調があると回答した人へ向けて）

その不調に対して、なにか対策はしていますか？

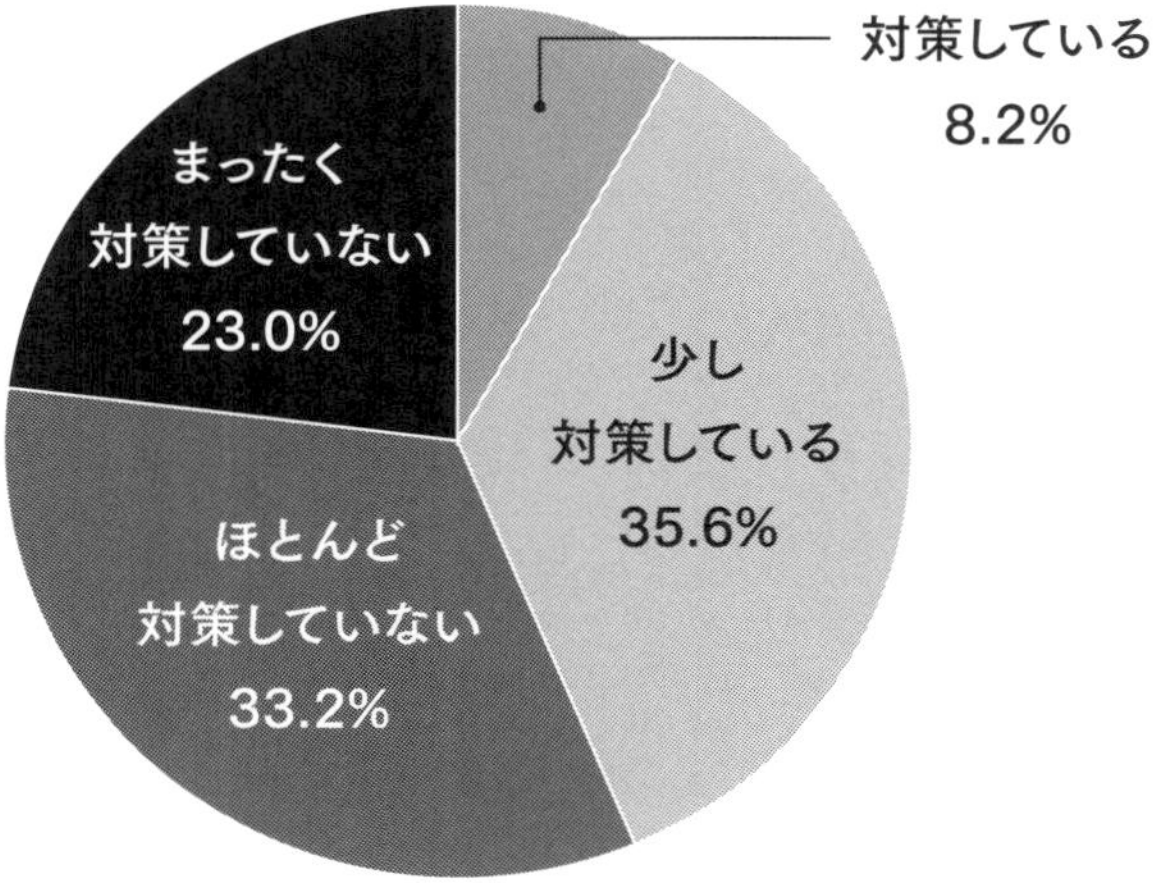

半数以上は症状を放置してしまっている
みたいね

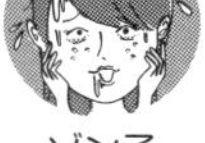

ゾン子

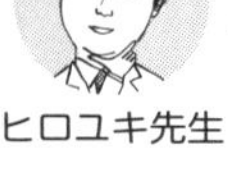

ヒロユキ先生

しっかりとした対策ができていると
自覚している人は１割にも満たないんだ

ゾンビ腸対策への意識調査②

質問内容

（対策をしていないと回答した人へ向けて）
対策をしていない理由を教えてください。

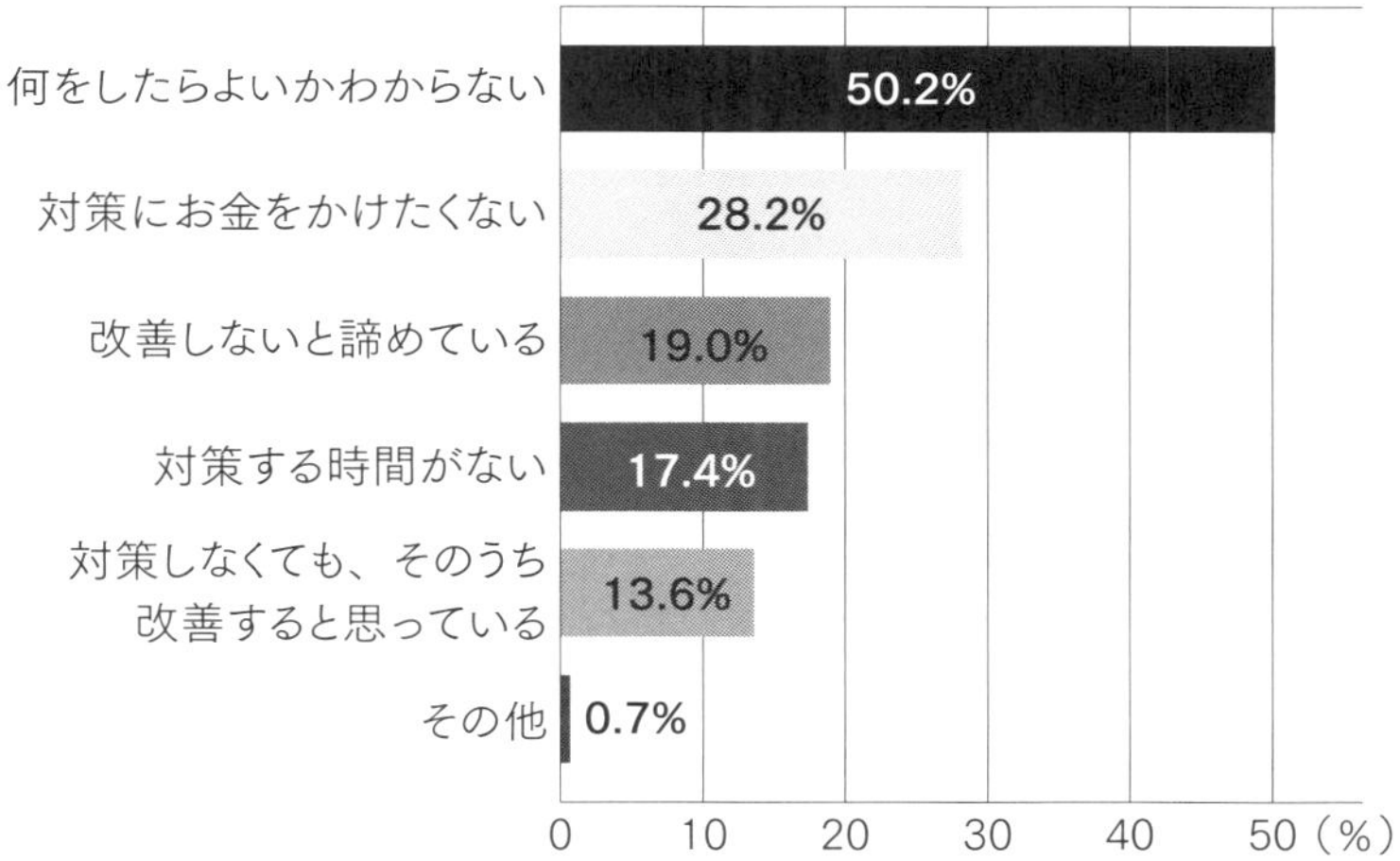

原因がわからないと
手の施しようがないもんね

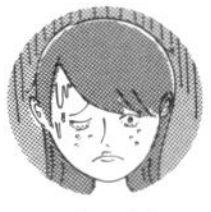

ゾン子

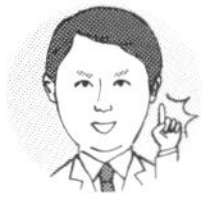

ヒロユキ先生

まずは腸からカラダを変えていこうと
意識することが大事なんだ

ゾンビ腸対策への意識調査③

質問内容

お腹の健康のために意識して行っていることを
教えてください。

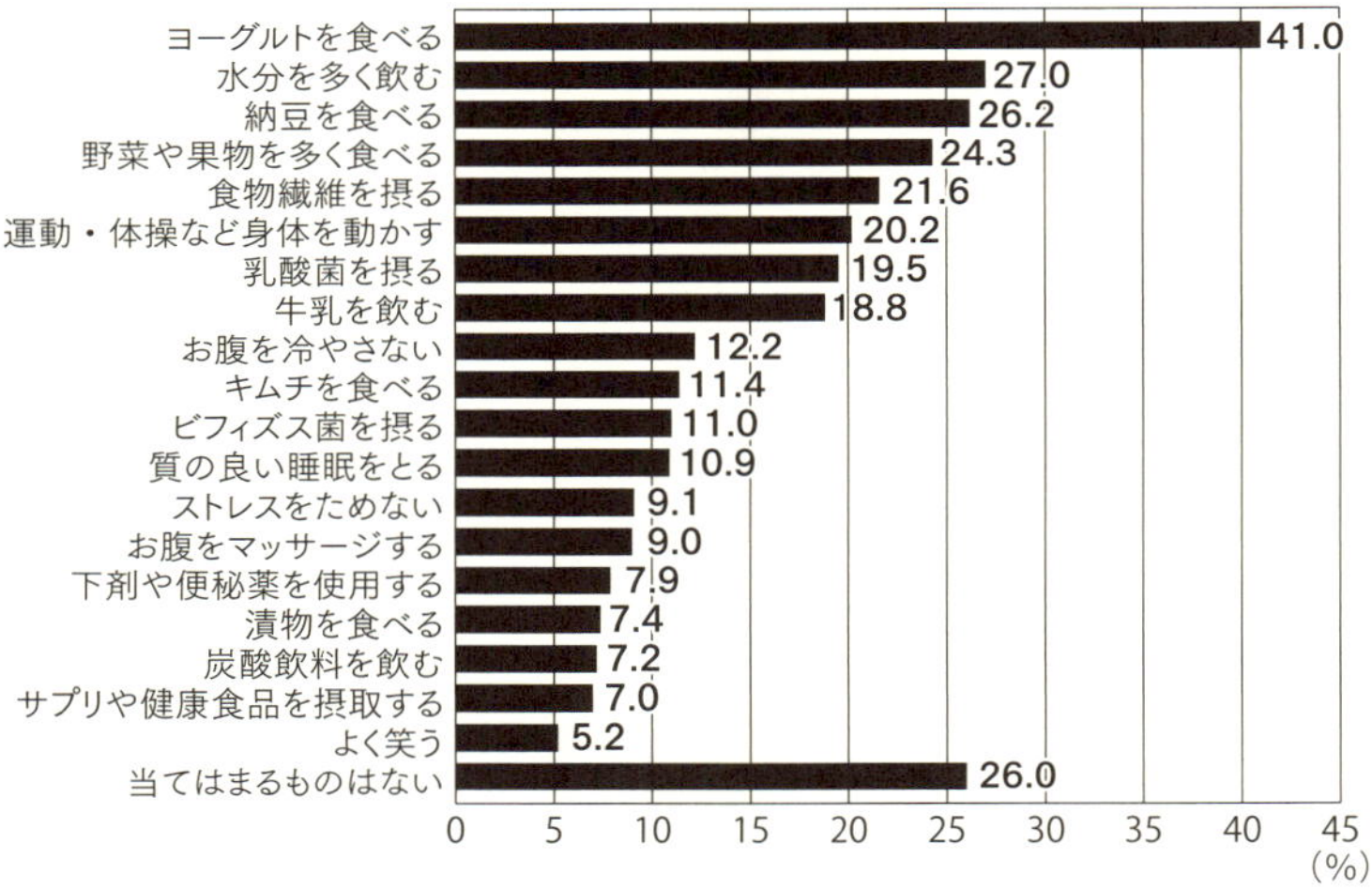

食べ物以外の対策を行っている人は
かなり少ないね

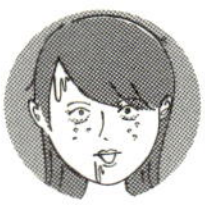
ゾン子

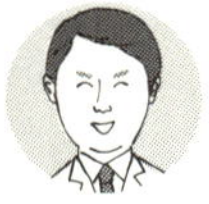
ヒロユキ先生

より効果的な対策法を知るために、次の章で
さらにゾンビ腸について掘り下げていこう

第2章

ゾンビ腸の原因と影響

大腸の健康はカラダ全体の健康！

まずは、腸の基本から解説していきましょう。

私たちが食べた物は、口で噛んで細かくされてから食道を通り、まずは胃へ到達します。そこで胃液によってドロドロにされた食べ物は、次に十二指腸へ。十二指腸は、食べ物にすい液や胆汁などの消化液を加え、食べ物を吸収する役目を担っています。ここでさらに細かくなった食べ物が送られるのが、腸です。

腸は大きく「小腸」と「大腸」に分かれています。小腸は「十二指腸」「空腸」「回腸」で構成されていて、食べ物からアミノ酸やブドウ糖などの細かな栄養素を吸収するのが主な働きです。

一方、大腸は「上行結腸」「横行結腸」「下行結腸」「S状結腸」「直腸」によって構成されていて、小腸から送られてきた食べカスから水分やミネラルを吸収し、便をつくります。大腸は伸び縮みを繰り返し、食べカスから水分をしぼり取りつつ、腸の奥へと押しやっていき、直腸へとたどり着いたころには、食べカスは固形の便となっているのです。その便が肛門から排泄《はいせつ》されるまで、一時的にためておくのも直腸の役目。こうして、食べ物が口に入ってから便となって排泄されるまで、24時間から72時間ほどかかります。

このほか、すい臓や肝臓など、消化・吸収を助ける働きを持つ器官もあり、それらを合わせたものを「消化器系」と呼んでいます。消化器系全体でおよそ10メートルほどですが、そのうち、小腸は約6～7メートルほど、大腸は1・5～1・7メートルほどを占めています。

腸で吸収された栄養素や水分は、血液となって全身を循環します。そのため、**腸の状態や環境は、血液の質にも大きく影響するのです。**腸が正常に働いていれば、流れる血液もきれいですが、もしもゾンビ腸になっていると、その毒素が血液によって肝臓に運ばれてしまいます。肝臓の負担が増えますし、肝臓できれいにしきれなかった血液は毒素を含んだまま全身を巡り、どんどん毒におかされるというわけです。

これはまた、言い換えれば、腸を整えると血液がきれいになり、きれいな血液が全身を巡れば、カラダの不調も改善されていくことを意味しています。カラダ中の不調は「不腸」を改善させていくだけでたいていは解決できるのです。

また、大腸はもっとも病気になりやすい臓器のひとつと言われています。たとえば、大腸がんは約半世紀のうちに死亡率が男性で8倍、女性は6倍に増加しております。2003年以降は日本人女性のがんの死因トップです。ほかにも、口から肛門まで、消化器官全体に炎症が起こる、指定難病のクローン病や、同じく指定難病の潰瘍性大腸炎も、右肩上がりで患者数が増加し続けています。消化管壁の一部が外側へ飛び出して袋状になる憩室炎も、大腸に発生することがもっとも多いのです。

これは、大腸が消化器官の終点で老廃物がたまりやすく、そこで有害物質が生まれてしまうのが原因だと考えられています。また、食生活の偏りや、睡眠不足、ストレスの増加などによって腸内細菌のバランスが崩れると、大腸の本来の機能が低下してしまうのも原因のひとつです。

ダイエットによる過度な糖質制限や、食の欧米化の加速など、大腸を取り巻く環境はどんどん悪化しています。しかし、これらの要因は、私たちの心構えひとつで予防・改善できるものばかりです。ぜひとも健康の要《かなめ》である腸への理解を深め、毎日の生活の中でも腸のケアを意識するようにしてみてください。私たちが警戒しておけば、ゾンビの侵入を防ぐことが可能です。

主な消化器系とその役割

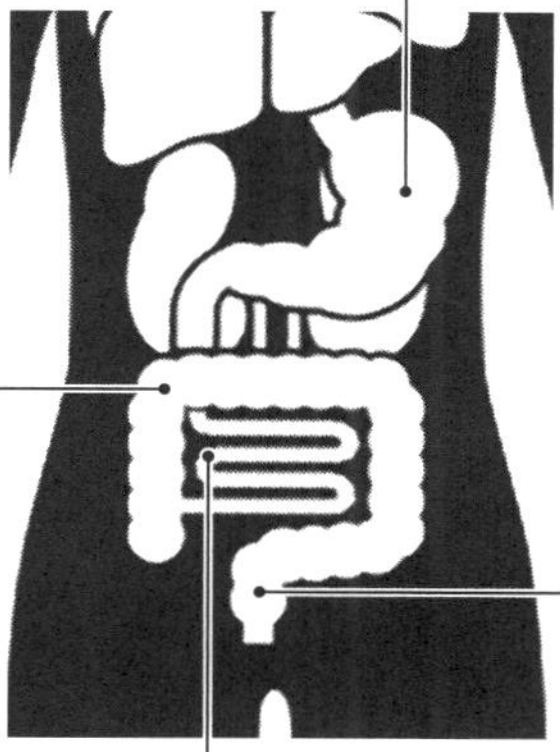
胃
胃液によって送られてきた食べ物をドロドロに消化する
大腸
残った食べ物から水分を吸収し、便をつくる
直腸
便を一時的にためておく
小腸
消化された食べ物から栄養などを吸収する

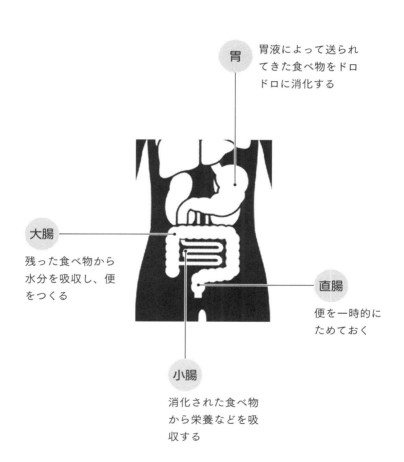

現代社会に潜む「ゾンビ腸」の原因

腸のトラブルは、なぜ近年になってこれほど増加しているのでしょうか。いくつか原因は考えられますが、最初に挙げられるのが、ダイエットブームによる影響です。ダイエットは適切な運動と食事の両方を組み合わせることで、もっとも確実かつ安全に痩せられますが、私たちは「〇〇するだけダイエット」に惹かれがちです。

そして、安定して人気なのが「糖質制限ダイエット」。

糖質とは、簡単に説明すると、私たちが活動するのに必要なエネルギー源のことです。人間は自然に生きているだけでもエネルギーを消費するため、食事で得られるエネルギー量を、自然消費する量より少なくすることで、自然と痩せていくというのが、糖質制限ダイエットの基本的な考え方となります。

栄養学上では、糖質と食物繊維を合わせたものを炭水化物と呼びます。炭水化物はごはんやパン、麺類などに多く含まれているため、糖質制限ダイエットは「ローカーボ（低炭水化物）ダイエット」「ロカボ」などとも呼ばれます。

この考え方自体は間違いではないのですが、**問題は、過度な効果を期待するあまりに、必要以上に炭水化物を減らしてしまうことです。**

先ほど説明したように、炭水化物には糖質だけでなく食物繊維も含まれています。食物繊維は腸内細菌にとって欠かせない栄養素なのですが、それがなくなることにより、腸はどんどん「不腸」におちいってしまいます。

実際に、糖質制限をしている人とそうでない人の腸内環境を比較してみたところ、糖質制限をしている人のうち、腸内環境の状態が良好と判断された人は、糖質制限をしていない人の3分の1ほどしかいなかった、という試験結果もあります。

また、糖質は生活のために必須のエネルギー源です。これを制限してしまうとカラダが思うように動かせなくなって日常生活に悪影響が出てしまいます。さらに、カラダからエネルギーを引き出そうと筋肉が分解されてしまい、基礎代謝が落ちてさらに痩せにくくなってしまうのです。

炭水化物のように制限しすぎて腸内環境を悪化させるものがある一方、摂取しすぎで問題を引き起こすものもあります。その代表的なものがプロテインです。

プロテインとは、英語でたんぱく質のことです。また、たんぱく質を中心とした栄養補助食品にもこの名前がよく使われています。

たんぱく質は人のカラダをつくるための素材となり、またエネルギーともなる、非常に重要な栄養素です。新陳代謝で絶えず消費されるため、とくにアスリートなど運動量が多い人たちは、プロテインによる効率的な栄養補給が必要不可欠となります。

ところが、たんぱく質を摂取すればするだけ新陳代謝が良くなるというわけではありません。筋力トレーニングをしながらたんぱく質の摂取量も増やす実験をしたところ、**一定量以上は、たんぱく質を摂ってもカラダづくりには期待できない**という結果が出たそうです。過剰摂取されたプロテインはエネルギーとしてカラダに蓄えられ、やがて脂肪となってしまいます。さらに、腸内環境を悪化させる悪玉菌の増加にもつながってしまうのです。

さらに、肉やラードなどに含まれる動物性脂肪は消化に負担がかかり、食べ物が腸に長くとどまるため、これもゾンビ腸の原因となります。

このように、近年の日本における食習慣や食に関するトレンドは、腸のトラブルにつながりがちです。ダイエットは、効果を確認し、適切な食事で行いましょう。

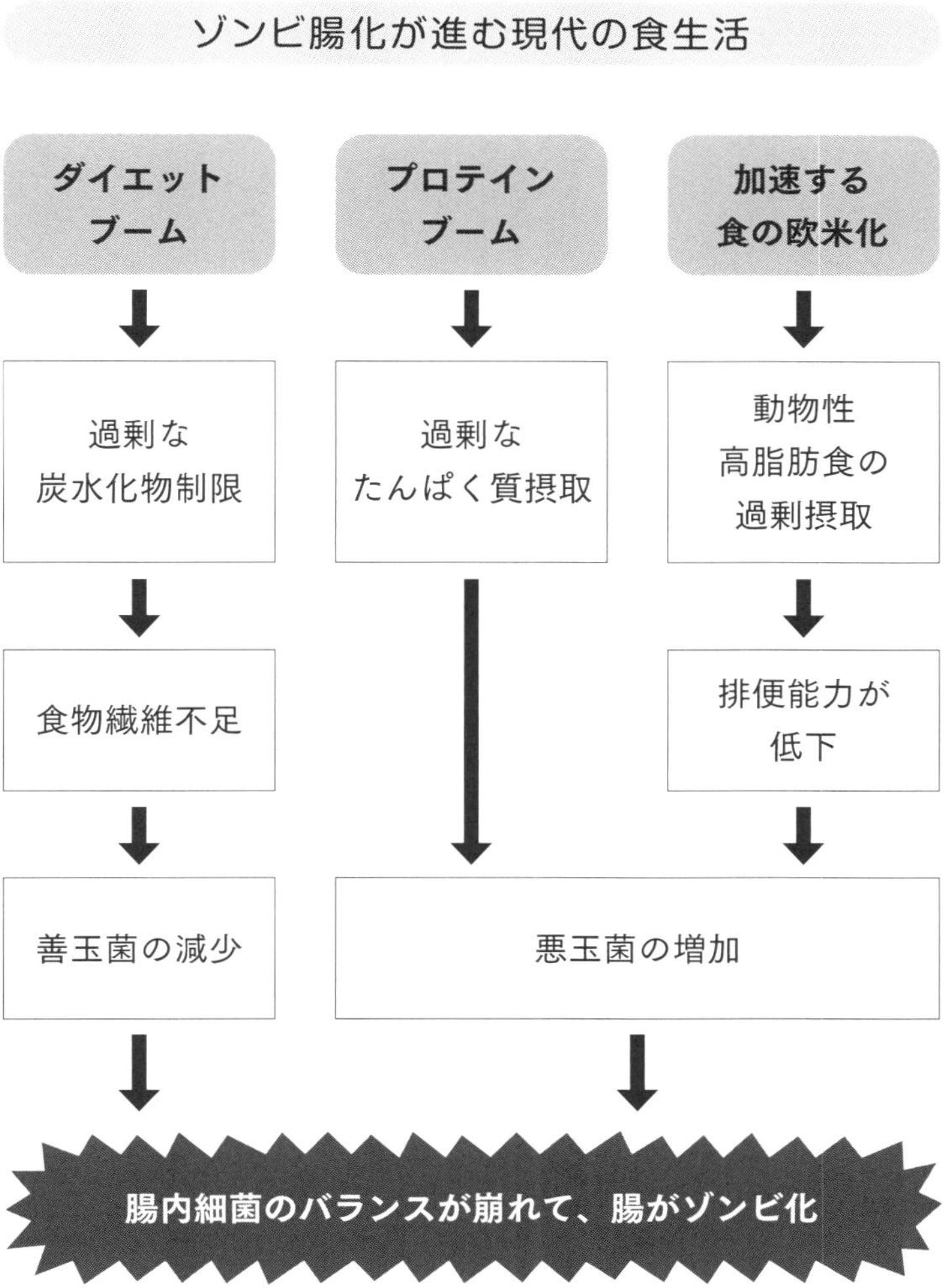
ゾンビ腸化が進む現代の食生活
ダイエットブーム
プロテインブーム
加速する食の欧米化
過剰な炭水化物制限
過剰なたんぱく質摂取
動物性高脂肪食の過剰摂取
食物繊維不足
排便能力が低下
善玉菌の減少
悪玉菌の増加
腸内細菌のバランスが崩れて、腸がゾンビ化

「ゾンビ腸」は全身トラブルの原因！

34〜39ページの「ゾンビ腸チェックリスト」はもう試されたでしょうか？　まだの方はぜひ一度戻って、チェックしてみてください。

11個以上当てはまる人は、残念ながらすでにゾンビ腸です。

また、10個以下であったとしても注意が必要です。ゾンビ腸です。5個しかチェックがなかったとしても、その5個が食生活に集中しているようなら、遠からずカラダの不調が出てくる可能性があるからです。

「チェックの数は多かったけれど、お腹はとくに痛くないから大丈夫」と思っている方もいるかもしれません。ですが、ゾンビ腸の症状はお腹から出てくるとは限りません。

たとえば、最近イライラすることが増えた、という人はいないでしょうか。吹き出物が増えたり、風邪をひきやすくなったりした人はいませんか？

実はこれらも、ゾンビ腸によって引き起こされるトラブルなのです。

60ページからは、10種類のゾンビを紹介しています。チェック数が多かった人は、このいずれかのゾンビになる可能性が高く、ゾンビと共通する悩みを最近抱いているという人は、自覚症状がないだけで、腸がゾンビ化し始めている恐れがあるため要注意です。

そして、頭に入れていただきたいことがあります。これらのゾンビは別々の種類ではなく、**どれかひとつのゾンビになったが最後、全種類のゾンビになる可能性がある**ということです。

腸の影響は、血流を通じて全身のいたるところに及びます。腸のゾンビ化で、たとえば肌荒れが出たとしたら、それは肌が最初に目立ち始めただけであって、ほかの器官もすでにゾンビ腸の悪影響を受けている状態なのです。

少し怖がらせるようなことを言いましたが、安心してください。

ゾンビ腸はすぐに、簡単に回復できます。

次からのページでゾンビを紹介しているのも、いわば「自覚のないゾンビ予備軍」の方々にゾンビ化に気づいてもらい、少しでも早く腸内環境の改善に取り組んでもらいたいためです。

それでは、腸のゾンビ化がどのような悪影響を及ぼすのかを確認していきましょう。

「メンタルゾンビ」

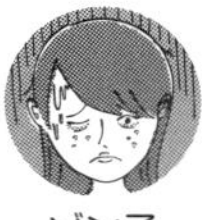

ゾン子

ハァ……。なんだか最近ため息ばっかりついちゃってる
毎日がまったく楽しくない気がする

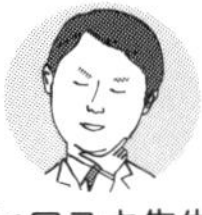

ヒロユキ先生

もしかしたら、「メンタルゾンビ」になりかかってるのかも
最近お腹の調子も良くないんじゃないかな？

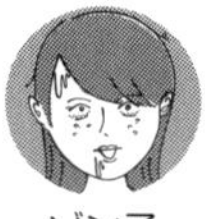

ゾン子

確かにそうだけど……
でもお腹と気分って関係ないでしょ？

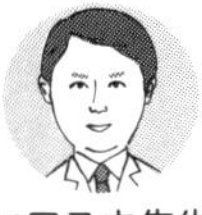

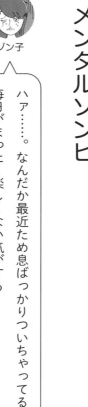

ヒロユキ先生

いや、腸は脳に多大な影響を与えるんだ
だから、腸次第でメンタルも大きく変わるんだよ

うつ病は、慢性的なストレスがきっかけで発症する疾患です。憂うつな気分になったり、何かに対する興味や関心が低下したり、不安や焦燥感に襲われるといった心の問題のほかに、睡眠障害や食欲異常などの症状も引き起こします。そして、うつ病と腸内環境は強く影響し合うのです。

腸はよく「第二の脳」と呼ばれます。これは、脳からの指令だけでなく、腸自らが自身の働きをコントロールできることからきています。そして、近年研究が進んでいるのが、「**脳腸相関**」と呼ばれる脳と腸の関係です。たとえば、緊張した場面で急に便意を催すのは、ストレスを感じた脳からの刺激によるものですが、逆に**腸の状態が、脳の調子に影響を及ぼす**こともわかってきています。これは、神経や内分泌経路、免疫経路を利用して、脳に作用しているのだと考えられています。

実は、腸では「腸管神経系」という独自の神経ネットワークが発達していて、これを利用して様々な情報を感知、処理して脳へ伝えているのです。いわば、腸は脳と会話できる同等の器官なのです。

たとえば、うつ病の人のうち、腹痛や便秘、下痢などが続く過敏性腸症候群を発症している人の割合は、うつ病でない人と比べて、約3倍近くにのぼるという報告があります。逆に、過敏性腸症候群を発症している人は高い確率で、不安症状やうつの症状が出ているのです。さらに、うつ病の人とそうでない人の腸内細菌を比較したところ、うつ病の人の腸内細菌には、ビフィズス菌や乳酸菌といった特定の細菌が少ないことも明らかになっています。強い不安症状や、自閉症にも、似たような傾向がみられるそうです。

うつ発症のメカニズムはまだ解明されていないため、腸内環境がメンタルにどのような影響を与えるのかは不明ですが、腸内環境を整えて、便秘や下痢などが改善したら、うつの症状まで良くなった、というケースはしばしばみられます。腸内環境が悪くなると、腸では毒性のある物質が生まれ、それが血液を通して、全身に回ってしまいます。当然、脳の栄養も足りなくなり、ポジティブなことが考えられなくなってしまう、という作用が、体内で起こっているのだと思われています。また、「セロトニン」や「ドーパミン」といった幸せを感じる物質は、約95%が腸壁でつくられているため、腸内環境が悪化するとこの働きも鈍り、落ち込むことが増えてしまうのです。

腸内細菌の移植によってうつ病などを治療する研究も進められています。まずは、私たち自身が腸内環境を整えて、メンタルを整えましょう。

メンタルゾンビ

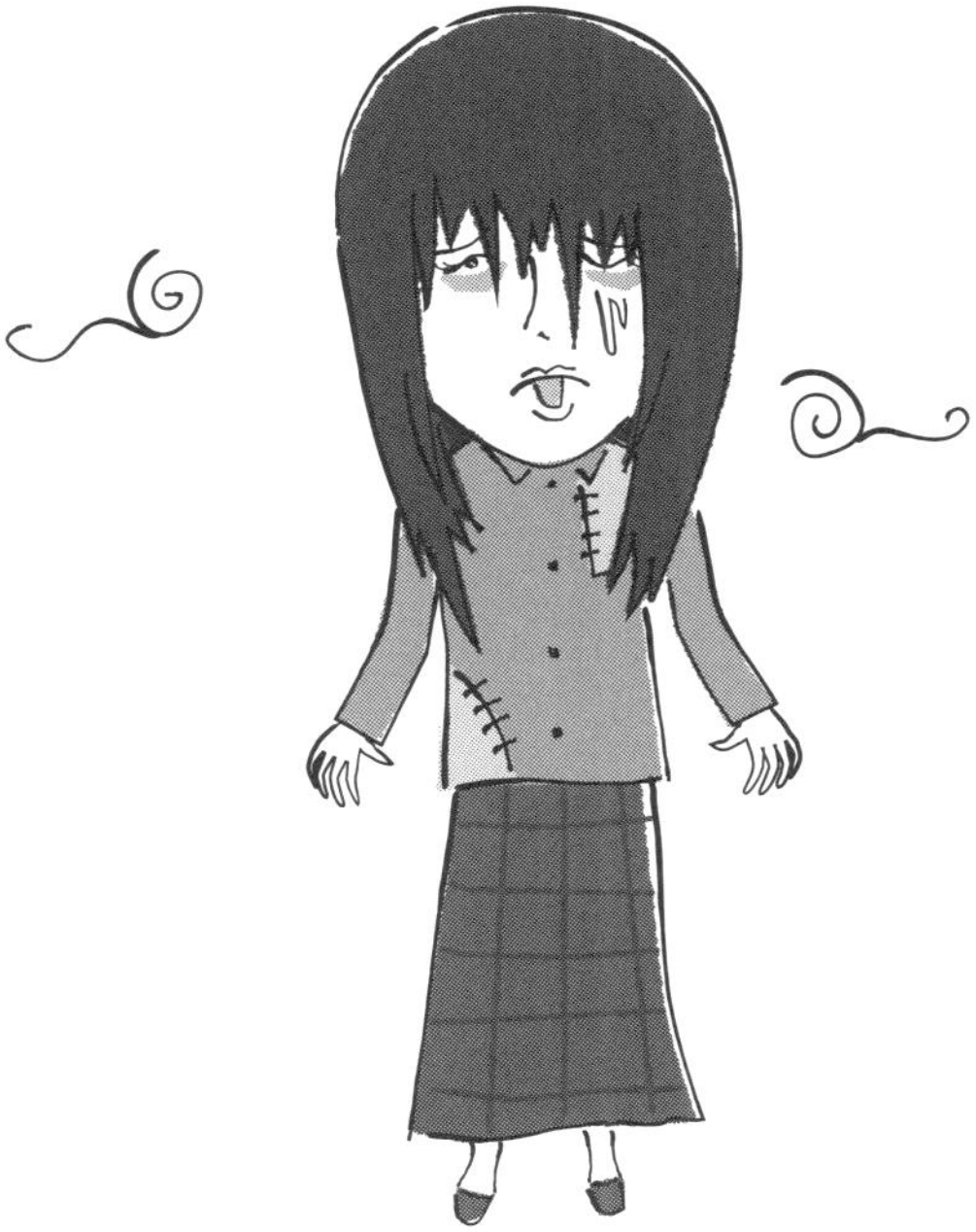

メンタルゾンビの特徴

- 不安な気持ちになりやすい
- 気持ちが落ち着かなくなると、すぐに胃の不調を感じたり下痢になってしまったりする

ムキムキゾンビ

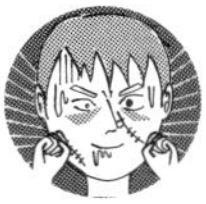

ゾビ男

どうですか、この筋肉！
日頃から鍛えているから、病気知らずです！

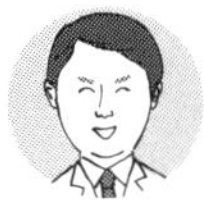

ヒロユキ先生

確かに凄いカラダだね！
相当トレーニングを積んでいるのかな？

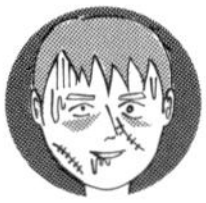

ゾビ男

食事もこだわっていますよ
毎日プロテインをしっかり摂って、炭水化物はカットです！

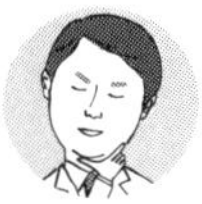

ヒロユキ先生

それはちょっと、極端だね……
「ムキムキゾンビ」はゾンビ腸への第一歩だよ

筋力アップやダイエットに挑戦する人が、よく利用するのがプロテイン。ドラッグストアなどで購入できるプロテインとは、たんぱく質を主成分にした栄養補助食品のことを指します。

たんぱく質は筋肉や骨はもちろん、臓器に髪の毛にと、人のカラダのあらゆる部分に必要な栄養素です。体重60キロの成人の場合、たんぱく質の量は約10キロほど。水分の次に割合の多い要素なのです。食事に含まれているたんぱく質を利用して、体内で新しいたんぱく質がつくりだされ、古いたんぱく質は排泄されるため、筋肉や健康を維持するには、毎日たんぱく質を食事から摂り入れる必要があります。男性は約65グラム、女性は約50グラムが、一日に必要なたんぱく質の推奨量とされていますが、実は日本人のたんぱく質の摂取量は年々減少しており、25年前と比べると約10グラムも減っているのです。

それならば、プロテインを積極的に摂ることは、健康に良いように思えてきますが、何も考えない筋力トレーニングがケガにつながるように、プロテインのことを知らずに摂取するのは、逆効果につながることもあるのです。

ひとつは、悪玉菌の増加。たんぱく質を消化すると、悪玉菌のエサとなる窒素が発生します。**たんぱく質を摂りすぎると、悪玉菌が増加して腸内環境のバランスが崩れてしまうのです。**

魚や乳製品などを食べてたんぱく質を摂ると、ほかの栄養素も含まれているため、バランスが整いやすいのですが、たんぱく質に特化したプロテインは、栄養の偏りを生む可能性があるわけです。

また、プロテインの中には、飲み食いしやすいよう人工甘味料を加えているものもあります。ダイエット食品にもよく含まれていますが、人工甘味料は腸内細菌にダメージを与える可能性がある、という研究もあり、必ずしも安全とは言えません。

米やパンなどの主食を抜く糖質制限にもリスクがあります。米や麺には多くの水分が含まれていますが、それを摂取しないことで便が硬くなり、便秘につながってしまうのです。

さらに、主食を抜いた物足りなさを主菜で補おうと肉料理や魚料理を増やしすぎた結果、腸内の悪玉菌が増えるというケースもみられます。

プロテインなどの栄養補助食品は、普通に食事をしたうえで、不足している分を補うものと心得ましょう。

ムキムキゾンビ

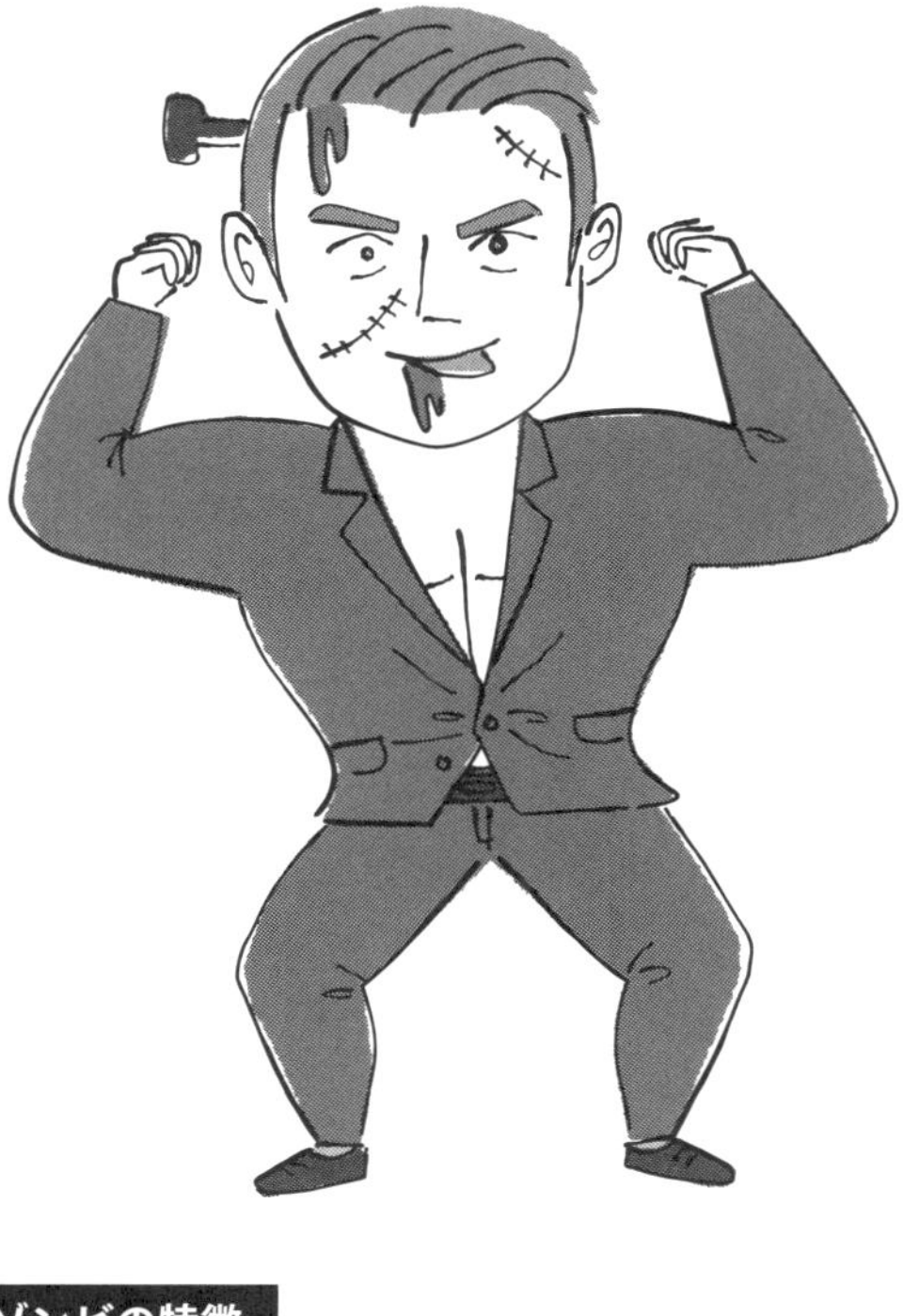

ムキムキゾンビの特徴

- 食事の量は少なく、そのぶん栄養補助食品を多く摂っている
- 便が硬くなりがちで、便秘にもなりやすい

「肌荒れゾンビ」

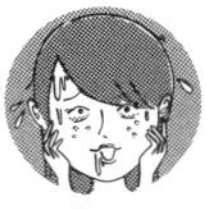

ゾン子

いやだなあ、吹き出物ができちゃった
最近はシミも増えてきたような……

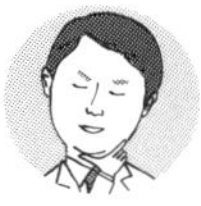

ヒロユキ先生

どうやら「肌荒れゾンビ」になり始めているみたいだね

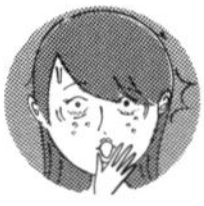

ゾン子

ヤダー！　なんとかならないの？

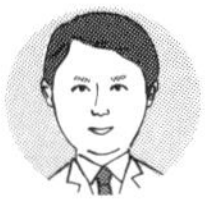

ヒロユキ先生

肌や髪の毛は血液が大きく影響し
その血液を良くするには、腸内環境が大事なんだよゾンビといえば、肌が毒々しい緑色というイメージがあります。これはあくまで物語上の存在ですが、ゾンビ腸は実際に、私たちの肌に悪影響を及ぼすのです。

たとえば吹き出物は、生活習慣の乱れや肌の乾燥などによって起こりますが、原因のひとつにホルモンバランスが崩れることも挙げられます。20代までは皮脂の分泌量が多く、その増えた皮脂が毛穴に詰まることでニキビが生じてしまうのですが、これらの**肌トラブルには、腸内環境が大きく影響している**ことが、多くの研究によって示されています。

ストレスなどを受けて腸内環境が悪化すると、本来であれば腸内にとどまっているはずの物質や細菌が腸から血管内へ侵入してしまいます。これによって体内に悪影響を与える物質が増え、皮膚の炎症が引き起こされるというわけです。

また、便秘が続くとニキビができやすいとも言われています。便秘とニキビの関係は明確にはなっていませんが、便秘になると、便の腐敗が進み、腸内で大腸菌などの有害物質が生み出されやすくなります。それが血管から全身へ行きわたり、肌荒れにつながることは十分に考えられます。

さらに、便秘の時は交感神経が優位に立っていて、血管が収縮します。血流も悪くなるので、これもまた肌荒れの原因となるわけです。

またゾンビといえば、髪の毛もボサボサになっているイメージですが、ゾンビ腸は髪の毛にも影響するのです。最近、髪の毛の量が減った、コシがなくなったような気がするというような、髪の毛の悩みを抱えている方は、もしかしたらゾンビ腸かもしれません。

髪の毛は、毎日抜けては新しいものが生えてくるというサイクルを繰り返していますが、それにはホルモンが大きく関わっていて、腸内環境が悪化すると、これが乱れてしまうのです。

髪の毛は頭にありますが、そこに栄養を運ぶのは血液の役目です。血流が悪くなると、十分に栄養が届かなくなってしまいます。「髪の毛に良いものを食べよう」と言われますが、栄養だけがたくさんあっても、それを運べないと意味がありませんし、その運搬能力は腸内環境によって大きく左右されてしまうのです。

美しい外見は、美しい体内から生み出されるものです。腸内環境を整えて、潤いのある肌や、ツヤのある髪の毛を取り戻しましょう。

肌荒れゾンビ

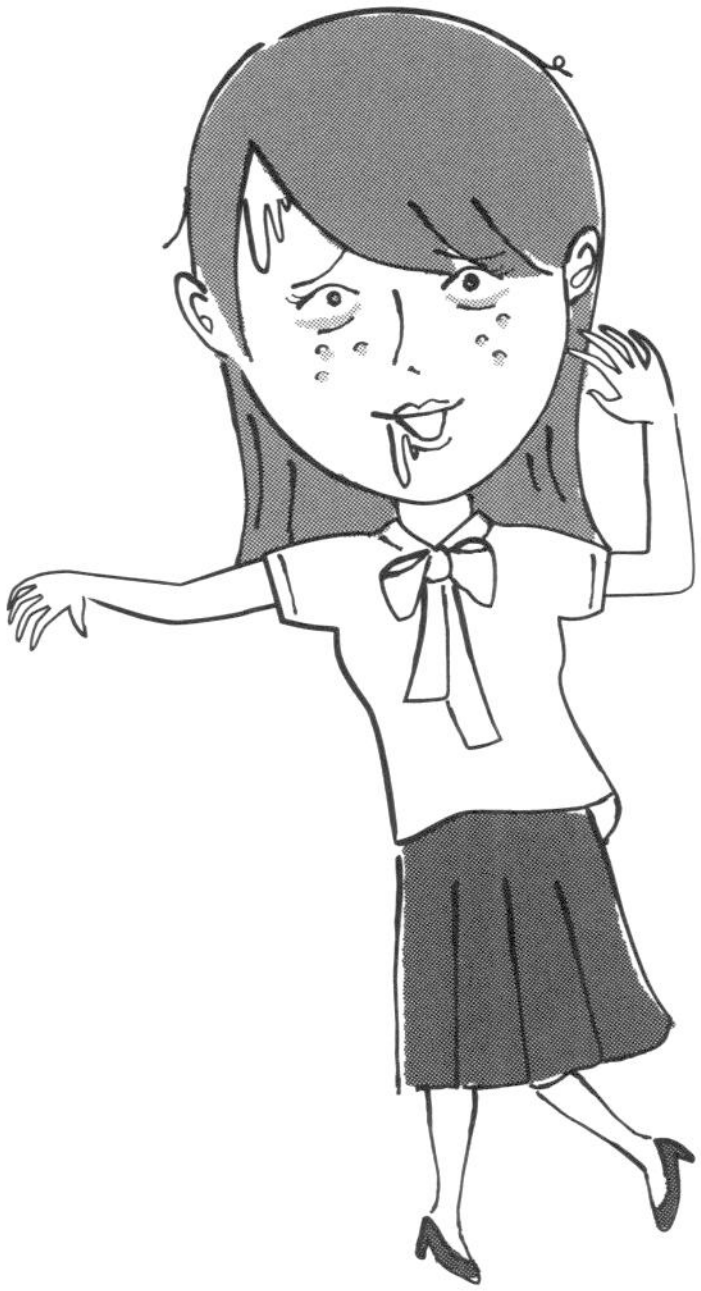

肌荒れゾンビの特徴

- 肌荒れ、シワ、肌のシミなどが目立つ
- ニキビができやすい
- 髪の量が少なくなってきた、
  髪のコシやツヤがなくなってきた

肥満ゾンビ

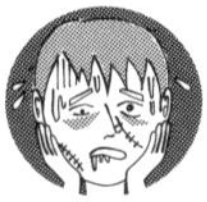
ゾビ男

ステーキやラーメン、ポテトチップスにケーキ……
太るとわかっていても、手が止まらないよ

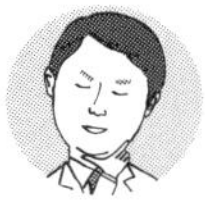
ヒロユキ先生

これはまた、ずいぶんと「肥満ゾンビ」化が進行しているね
ちょっと心配だよ

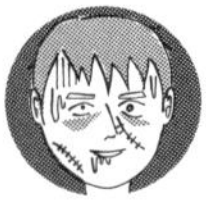
ゾビ男

今のところ、とくに病気にもなっていないし
これからも食べたいものを食べて過ごしたいよ

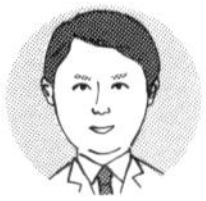
ヒロユキ先生

肥満は心身の病気につながりやすいし
早くから改善に取り組んでいたほうが効果的なんだよ

厚生労働省の『国民健康・栄養調査報告』（令和元年度）によると、20歳以上の日本人のうち、男性は約33％が、女性は約22％が肥満になっているそうです。

肥満は、糖尿病や高血圧、心血管疾患などの生活習慣病をはじめとした、様々な病気の原因となる、健康の大敵です。

さらに、肥満は肉体的な面だけでなく、メンタルの面にも悪影響を及ぼします。一般的に、強いストレスを感じた人は食欲が増しますが、肥満はうつ病を引き起こし、幸福感を低下させることがわかってきました。一方で、うつ病の患者は間食や夜食が多い反面、朝食を毎日食べることが少なく、運動不足の傾向が強いことも判明しています。

最近の研究によると、**肥満はうつ病が発生するリスクを1・5倍に高め、うつ病も肥満のリスクを1・5倍に引き上げる**そうです。つまり、うつ病と肥満は早めに止めないと、どんどん負のスパイラルが起きてしまうわけです。

そんな肥満は、脂肪細胞が血中の脂肪を取り込み、肥大することで起こりますが、実は、脂肪細胞が「短鎖脂肪酸」という物質を感知すると、脂肪の取り込みがストップします（114ページ参照）。この短鎖脂肪酸は腸内細菌によってつくられるため、肥満を止めるためには、腸内環境の調整は必須と言っても過言ではありません。

この短鎖脂肪酸を生み出すのが、俗に「ヤセ菌」と呼ばれる腸内細菌です。逆に、食べ物から必要以上にエネルギーを取り込み、脂肪として蓄える、「デブ菌」と呼ばれる腸内細菌も存在します。普通の体型と肥満体型の双子から腸内細菌を取り、それをマウスに移植してみたところ、同じエサを与え、同じように運動させたにもかかわらず、肥満体型の人から移植したマウスは20％近く脂肪が増えた、という研究も残っています。それほど、腸内細菌の及ぼす影響は大きいのです。

ちなみに、「ヤセ菌」は低糖質な食べ物や水溶性食物繊維が好きで、「デブ菌」は高脂肪、高脂質な食べ物が好きと、好みが異なります。食べ物の種類によってダイエットできるのは、これが理由です。

40代を過ぎると、基礎代謝が低下し始めて、運動によるダイエットが大変になっていきます。心身の健康のためにも、日頃から腸内環境を整えて、太りにくい体質づくりをしておくのがおすすめです。

肥満ゾンビ

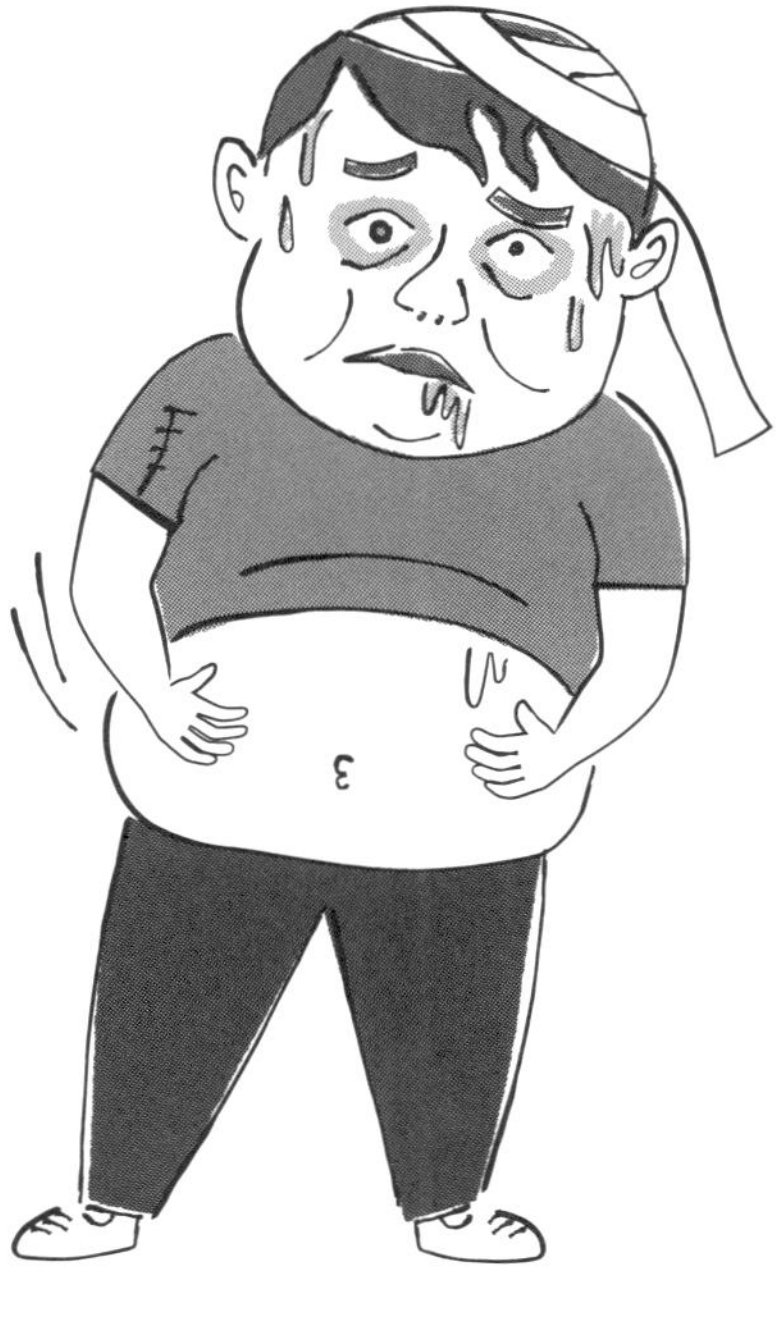

肥満ゾンビの特徴

- 朝食はあまり食べないが、間食・夜食は多い
- 食べ物の好き嫌いが多い
- ストレスを感じると、すぐにドカ食いしてしまう

血液ドロドロゾンビ

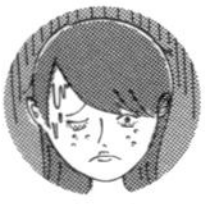
ゾン子

外はポカポカ陽気なのに、冷えでつらい……。なんで!?

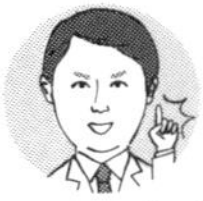
ヒロユキ先生

それ、「血液ドロドロゾンビ」になりかかっていて
血流が悪くなっているのかもしれないよ

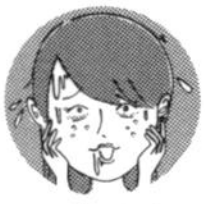
ゾン子

血液ドロドロって、いろんな病気になりやすいんでしょう?
そんなのになりたくない!

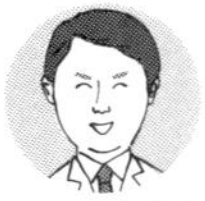
ヒロユキ先生

大丈夫、腸内環境を整えれば
血液のドロドロも改善されていくはずさ

血液の流れは、栄養をカラダのすみずみまで届けたり、老廃物を排出したり、体温を調整したりと、人間が健康に生活するために必要不可欠な存在です。ところが、腸の働きが悪くなると、腸内に老廃物がたまりやすくなり、この老廃物質から生まれた有害物質が血液に吸収され、血液の流れが悪くなる、いわゆるドロドロ状態になってしまいます。

ドロドロの血液は血管に負担をかけながら流れるため、血管を傷つけることがあります。すると、その傷口から悪玉コレステロールが入り込み、血管の壁を厚くし、もろくさせてしまいます。これが動脈硬化で、ある日突然、血管が詰まったり破けたりして、心疾患などの大病につながるのです。

肥満の人と結びつけられやすいドロドロの血液ですが、食のバランスが崩れていたり、不規則な生活が続いていたりすると、見た目が痩せていたり、若い人であっても、血液がドロドロになっていることがあります。

また、**腸と自律神経は血液にも影響を与えています**。腸は食事から栄養成分を吸収して「血液の質」をコントロールし、自律神経は血管の拡張・収縮を行って「血流・血圧の質」をコントロールしているのです。逆に、質の高い血液・血流は、腸を活性化させ、自律神経の安定に影響します。つまり、腸と自律神経と血液はお互いを支え合っている関係なのです。

腸内環境や自律神経のバランスが崩れると、冷えの症状が出るなど、血流関係のトラブルが出る一方、カラダの冷えも、腸内環境や自律神経に悪影響を与えます。昔から「お腹を出して寝ると風邪をひく」と言われますが、あれもカラダが冷えることで自律神経のバランスが崩れ、腸内活動が低下し、血流も悪くなるという悪循環の結果、免疫細胞の働きが鈍くなってしまうためです。暖かい日中でも指先が冷えてしまうという人は、もしかしたらこの三者のバランスが崩れているのかもしれません。さらに、冷えやストレスで血流が悪くなると、腸は排泄によってカラダを温めようと防御反応が過剰に働き、これが下痢につながることがあります。

血液のトラブルは、実際に体調を崩してしまうまで、あまり自覚できるものではありません。取り返しがつかなくなる状態にならないよう、常日頃から腸内環境に気を配るようにしましょう。きれいな血液が流れるカラダは、ゾンビが侵入する隙を与えないのです。

血液ドロドロゾンビ

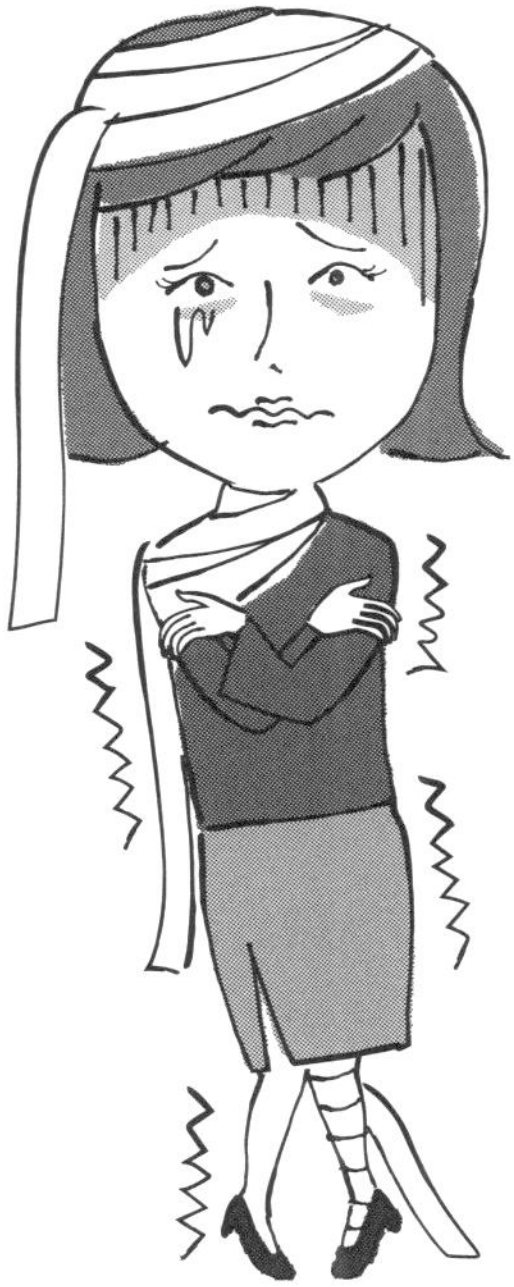

血液ドロドロゾンビの特徴

- 血圧が高い
- 血液のコレステロール値が高い
- カラダに冷えを感じることがある

「便通ダメダメゾンビ」

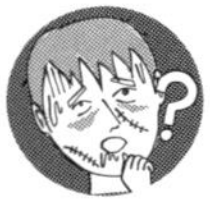

ゾビ男

ここ数日、思ったように便が出ないなあ……
まあ痛みもないし、気にしなくていいか

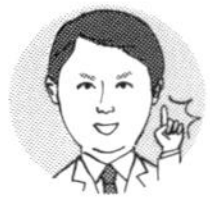

ヒロユキ先生

ちょっと待った！
便の出ない「便通ダメダメゾンビ」は、大病になりかねないよ！

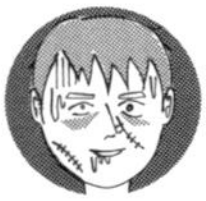

ゾビ男

そんな、大げさな……
いざとなったら、便秘薬を使ってなんとかするよ

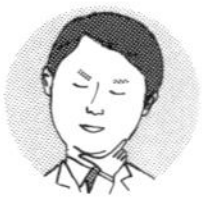

ヒロユキ先生

すぐに薬を使うのは、おすすめできないんだ
まずは食事など、生活習慣の改善で対応しよう

本来、毎日あるはずの便通が3日以上なかったり、便が出ても量が少なく、カラダの中に残っている感覚があったりする状態のことを便秘と呼びます。

日本人の約6割近くが自分は便秘がちだと感じているほど身近な症状で、1日か2日程度の便秘であれば目に見えた不調もないため、便秘になってもあまり深刻にとらえられないですが、実は「**便秘は万病のもと**」とも言われるほど、様々なカラダの不調を引き起こすのです。アメリカの医科大学の研究によると、便秘のある人はない人に比べ、15年後の生存率が低いという報告もあるほどです。

大腸は、もっとも病気になりやすい臓器のひとつだと言われています。通常、胃や小腸で消化された食べ物は、ドロドロの状態で大腸に送られ、ゆっくりと水分が吸収されて固形化しながら肛門へ送られるのですが、腸管の緊張がゆるんでしまったり副交感神経が過度に活性化したりすると、ぜん動運動が不十分になってしまい、便が大腸で長くとどまってしまいます。

便が大腸から動けずにいると、やがて便の腐敗が進み、有害物質が生まれ、それが血液を通じて全身に回り、カラダの不調を引き起こすというわけです。

また、便秘をしていると腸内環境が悪化したり、血流が悪くなったりして、それがきっかけで自律神経のバランスも崩れていきます。さらには、便秘をしていること自体がストレスになることもあります。

世界的な長寿で知られる日本人ですが、大腸がんや潰瘍性大腸炎、消化管にただれや潰瘍ができるクローン病など、大腸に関する深刻な病気は年々増加傾向にあり、とくに女性の大腸がんは、がんの死亡率1位、罹患数2位と、非常に多くの女性が苦しめられています。

さらに、便秘の人は硬い便をトイレで出す際、つい力んでしまい、その瞬間に血圧が上昇してしまいます。瞬間的な血圧は280程度になるともいわれ、とくに動脈硬化のある高齢者は、脳卒中やクモ膜下出血、心筋梗塞などが起こる可能性もあるのです。

これを避けるために、便秘薬を服用される人も多くいらっしゃいますが、便秘薬は強引に刺激を与えて便通を促すため、何度も使っていると腸が弱ってしまいます。刺激に慣れてしまうと、より便通が鈍くなる恐れもありますし、大腸がんなど、機能的な問題による便秘は、薬では治せません。薬は最後の手段にしていただき、必ず先に診察を受けるようにしましょう。

便通ダメダメゾンビ

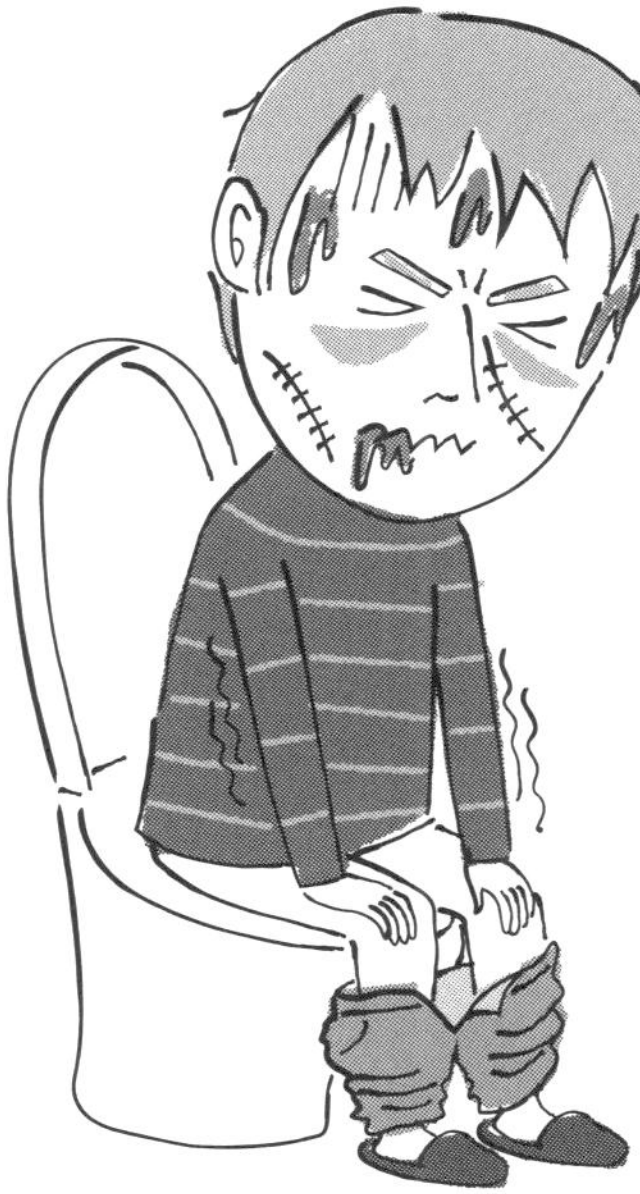

便通ダメダメゾンビの特徴

- 定期的な便通がない。便通の間隔が数日空く
- 水分をあまり摂らない
- 食物繊維を食事で摂っていない

免疫ヨワヨワゾンビ

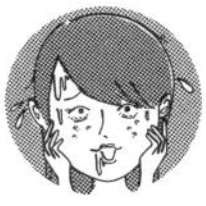

ゾン子

ハックション！　ハックション！

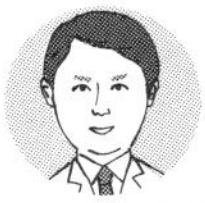

ヒロユキ先生

おや、風邪ですか？

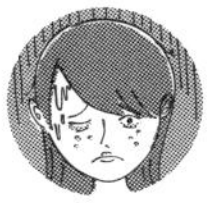

ゾン子

鼻水がひどくって……
最近は花粉症にもかかったし、踏んだり蹴ったり！

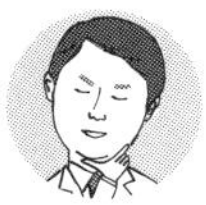

ヒロユキ先生

腸内環境が悪くなって「免疫ヨワヨワゾンビ」になっているのかも？　腸を整えて回復しよう！

私たちのカラダには、病気から守るシステムがいくつも存在しますが、体内に侵入したウイルスや病原菌を攻撃する「免疫細胞」は、その最たるものです。そして、免疫細胞の約7割は、腸に生息しています。よく**「腸は最大の免疫器官」**と呼ばれますが、腸はカラダのゾンビ化を防ぐ、防衛基地でもあるのです。

免疫機能は、主に小腸が担当しています。小腸の腸壁やその粘膜の下には免疫細胞がぎっしり並んだ免疫器官が備わっており、腸にやってきたウイルスや病原菌といった異物を攻撃します。つまりゾンビ退治のプロフェッショナルです。ですが、小腸の攻撃をくぐり抜けて、大腸まで到達するものも存在します。

ウイルスや病原菌は、大腸にたどり着いたらすぐカラダの異常を引き起こすというわけではありません。これらが腸壁を通過し、血管内に入り込むと発症するという仕組みです。そして大腸は、異物の腸壁透過を防ぐ役目を担っています。いわば、大腸はゾンビの侵入を止める、守りのプロフェッショナルなのです。

このように説明すると、小腸の働きが強ければ強いほど、カラダは安全と思われるかもしれませんが、攻撃力の高さは諸刃《もろは》の剣《つるぎ》です。たとえば、一体のゾンビが街に現れた状況を想像してみてください。この一体を撃退するのにミサイルを使ってしまうと、ゾンビは倒せるかもしれませんが、街にも大きな被害が出てしまいます。

これと同じように、**免疫機能が働きすぎると、私たちのカラダにもダメージを与えてしまうのです。**花粉症やアトピー性皮膚炎、食物アレルギーなどはその最たる例です。ほかにも、潰瘍性大腸炎やクローン病なども、制御不能になった免疫機能によって引き起こされます。

こうした、小腸の免疫機能が暴走しないようにコントロールするのも、大腸の役目のひとつです。大腸はゾンビの侵入を防ぎつつ、小腸に指示出しをする司令官でもあるのです。

このほか、大腸では善玉菌がつくりだす短鎖脂肪酸によって、腸壁の内側にある粘液が増やされます。これは異物の腸壁通過を防ぐバリアとなります。ここにビフィズス菌が加わると、腸の炎症を抑え、バリア機能がアップすることも報告されています。

このように、腸内細菌は感染のリスクを抑えたり、免疫機能の暴走を防いだりと、様々な働きで、私たちの健康を維持しています。この働きをアップさせるためにも、腸内環境を良い状態に保つことが大切なのです。

免疫ヨワヨワゾンビ

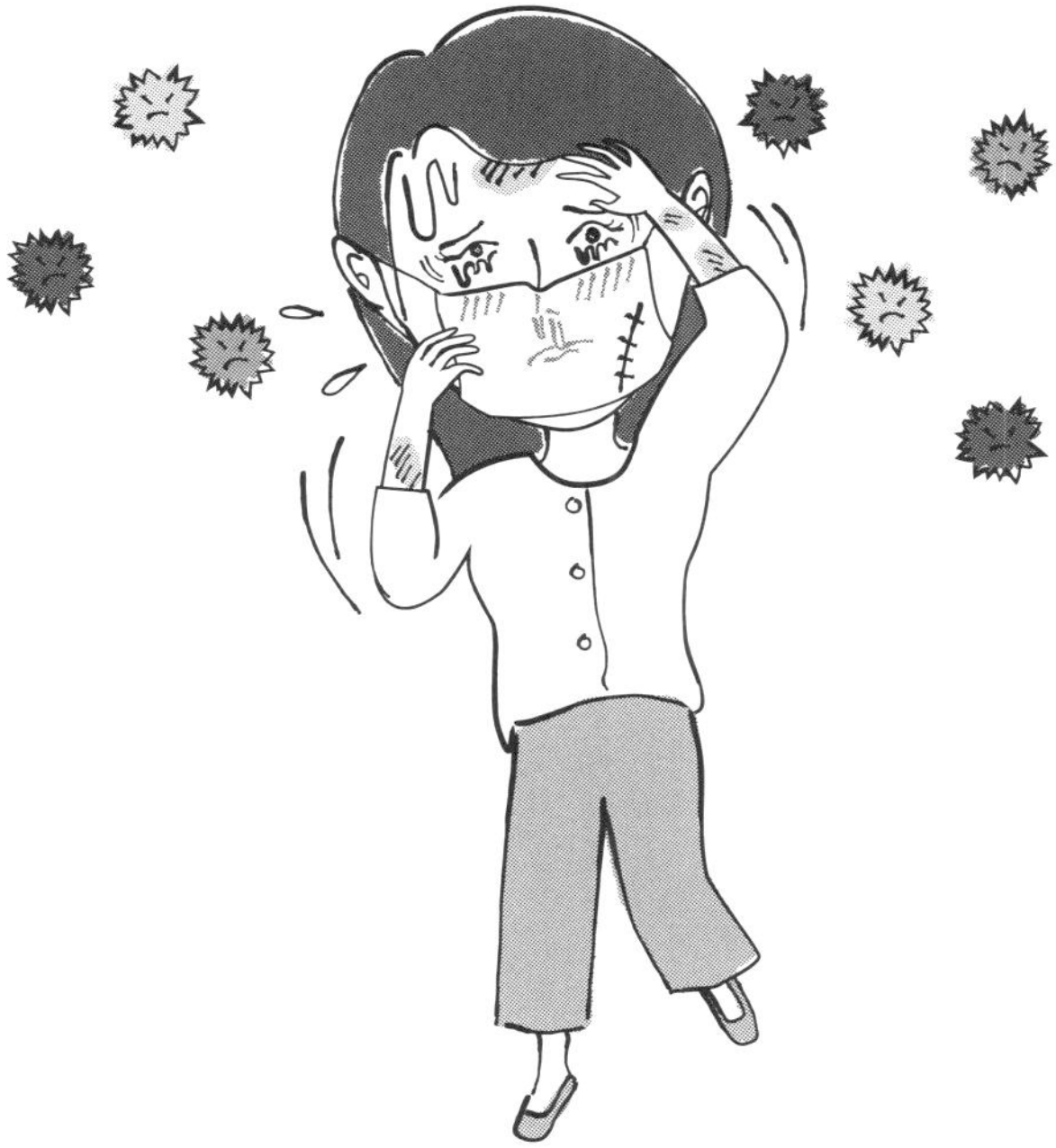

免疫ヨワヨワゾンビの特徴

- 口内炎やものもらいなどができやすい
- 喉が腫れやすい
- 病気やケガが治りにくい

体臭ゾンビ

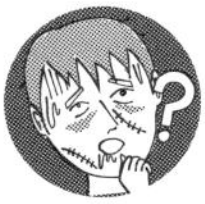

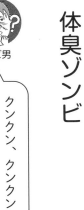

ゾビ男

クンクン、クンクン
ハァ……そんなに臭うかなあ……？

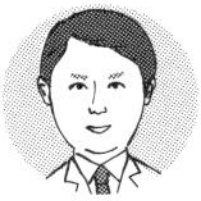

ヒロユキ先生

自分の肌のニオイを嗅いで、どうしたんだい？

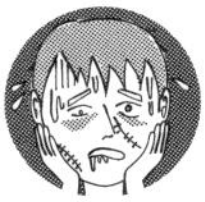

ゾビ男

実は最近「クサい！」と言われるようになっちゃって
加齢臭とか言われるし、もうどうにもならないんですかね……

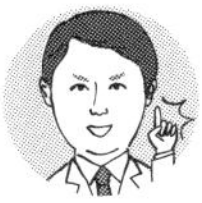

ヒロユキ先生

そんなことはないさ！
腸を整えれば、自然と体臭も良くなるよ！

ゾンビとはもともと、死体がなんらかの力で蘇って歩き回るものだそうです。実在していたら、やはり強い腐敗臭がするのでしょうか。

それとは別に、私たち人間には「体臭」があります。人間の皮膚には「汗腺」や「皮脂腺」があり、そこから汗や皮脂が分泌されています。分泌された時点では汗も皮脂も無臭ですが、これが皮膚の表面に常在している雑菌によって分解される際、ガスが発生し、それが体臭となっているのです。

この、分解時に漂う体臭は、シャワーを浴びたりして皮膚を洗い、流すことができますが、一方で**洗い流せない体臭も存在しており、それに関わっているのが腸内環境なのです。**

食事後、分解されたたんぱく質はアンモニアに変化します。これは尿のニオイのもとです。これ以外にも、分解された物質には、嫌なニオイのものが多く存在します。普段は肝臓や腸が、このニオイの物質がカラダの外に出るのを防いでくれているのですが、肝臓や腸の機能が低下したり、ニオイの成分が大量に発生したりすると防ぎきれなくなり、血流に乗って皮膚から分泌されてしまうのです。

ニンニク料理を大量に食べた翌日、カラダがニンニク臭いのも、このメカニズムによるものです。

また、便秘が長く続くと、便が腐敗して有害物質が発生し、これが腸壁から吸収されて血液に溶け出し、全身に回ってしまいます。これもまた悪臭の原因になります。これらは、カラダの内側から体臭が放出されているため、カラダを洗っただけではニオイが消えないというわけです。

ちなみに、腸と口はひとつの道でつながっていますから、便秘による悪臭が、口から漏れることもあります。これが口臭の原因です。口臭を気にする人はよくうがいをしますが、それは一時しのぎでしかなく、すでに嫌な体臭を漂わせている人がそれを改善するためには、腸内環境を改善しなければなりません。言い換えると、腸内環境を整えるだけで体臭は改善できるのです。

40代を過ぎると、「加齢臭」と呼ばれる独特のニオイに悩まされる人が増えてきます。とくに男性に多くみられますが、これは女性の場合、女性ホルモンによって皮脂の過剰分泌が抑えられているためです。加齢による身体機能の低下は避けられませんが、腸内環境を整えれば、悪臭の発生や、悪臭がカラダの外に分泌されることを防ぐのは可能です。体臭が気になる方は、ぜひ腸内環境の改善に取り組んでみてください。

体臭ゾンビ

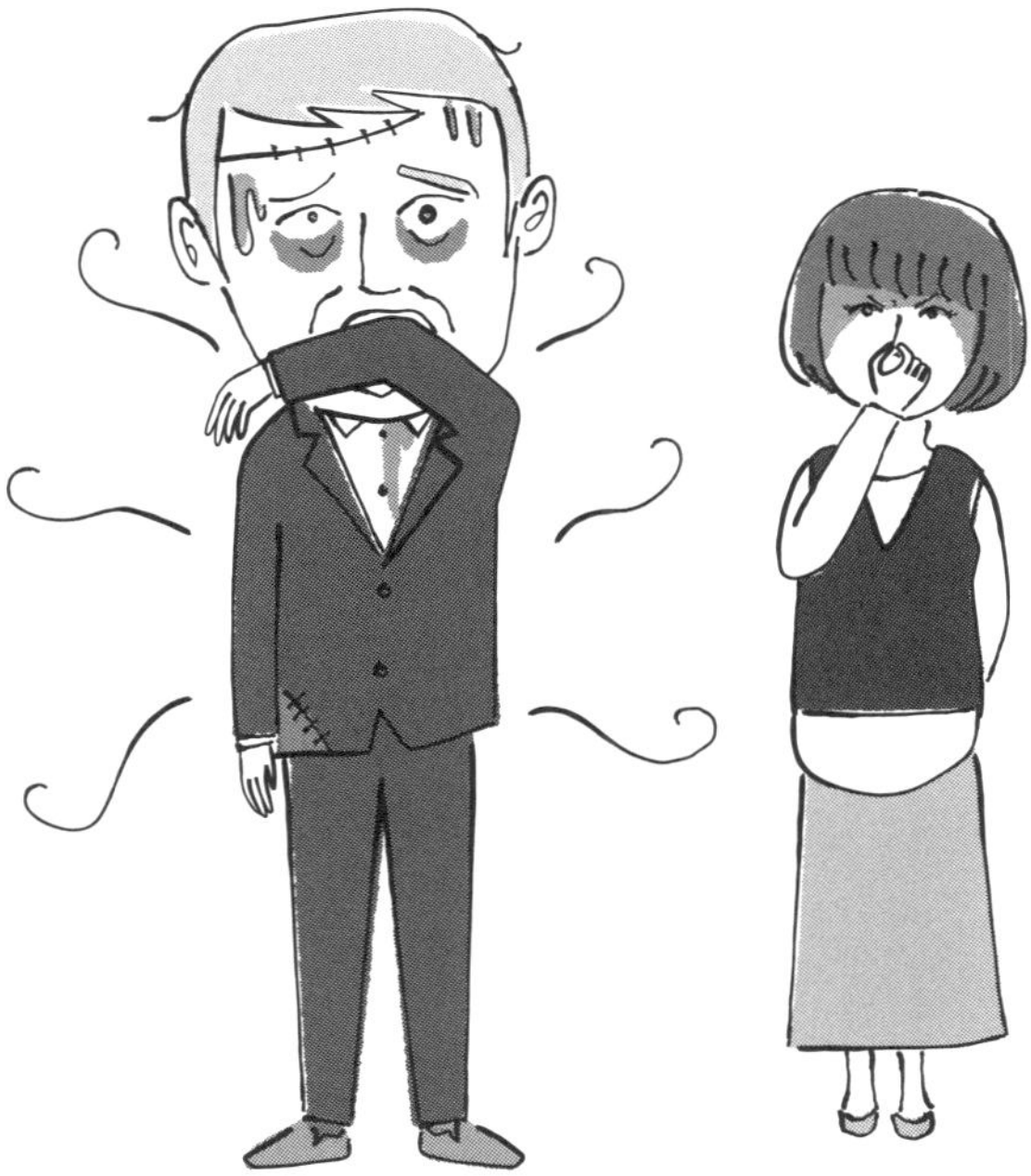

体臭ゾンビの特徴

- 洗っても消えない、嫌なニオイがする
- 口が臭い
- 便秘気味である

「仕事ダラダラゾンビ」

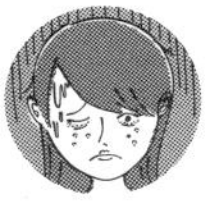

ゾン子

あー、ダルい……。仕事をさっさと終わらせたいのに
全然はかどらなくて困っちゃう

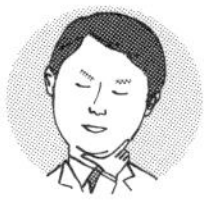

ヒロユキ先生

それ、「仕事ダラダラゾンビ」に
なっているせいかもしれないよ!?

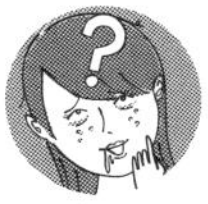

ゾン子

さすがに、仕事のやる気と腸は
関係ないんじゃないの？

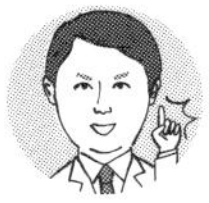

ヒロユキ先生

それが実は、腸の調子は
仕事の効率に大きく影響するんだよ！

脳と腸は「脳腸相関」と呼ばれるほど密接に関わっており、腸が「不腸」状態にあると、精神的にも不安定になることは、すでに説明したとおりです。当然ながら、メンタルが不調だと、仕事や勉強などのパフォーマンスにも影響が出てきます。

それに加えて、**腸内の状況が、仕事や勉強などのパフォーマンスに直結する**という研究もあります。

2020年に精神科医で杏林大学名誉教授の古賀良彦先生が、排便が週に5回以上あるスムーズな人と、週に3回未満と答えた便秘気味な人を比較したアンケートによると、排便がスムーズなグループは集中力ややる気が高く、リラックスもできている一方、便秘気味のグループは眠気や疲労感が強かったり、緊張感が高い傾向にあることがわかりました。便秘だと、体内に便が残っている感覚がありますので、そちらに意識がとられているのも原因のひとつでしょう。

また、計算課題を解いてもらったところ、便秘グループは快便グループに比べて、解いた問題数、正解数ともに3割近く少ない、という結果になりました。これは、便秘グループの人たちは交感神経と副交感神経のバランスが崩れていて、過度な緊張状態におちいっていたことによるものです。

興味深いことに、脳の働きを観測してみると、便秘グループのほうが、脳の前頭葉が多くの酸素を使っていることが判明しました。前頭葉とは、計画を立てたり、記憶を呼び起こしたり、集中したり、やる気を出したりと、作業に関するあれこれを担う非常に重要な部分です。そこが多くの酸素を使っているということは、便秘グループの脳のほうが、快便グループよりも仕事をしていることを意味します。つまり、**便秘グループは快便グループより頑張って仕事をしているにもかかわらず、結果は出せないという「空回り」状態になっていたのです。**見方を変えれば、快便グループは省エネで高いパフォーマンスを発揮できるともいえます。

この調査は、腸の不調が脳の働きにも作用し、作業のパフォーマンスにも影響を与えることを裏付けたものです。

便秘はちょっとした体調不良の一種で、大した問題ではないと思われがちです。ですが、毎日の排便をスムーズにするだけで、勉強や仕事がこれまでより楽に進められ、かつ高い成績を残せるのであれば、十分に腸内環境を整える理由になるのではないでしょうか。

仕事ダラダラゾンビ

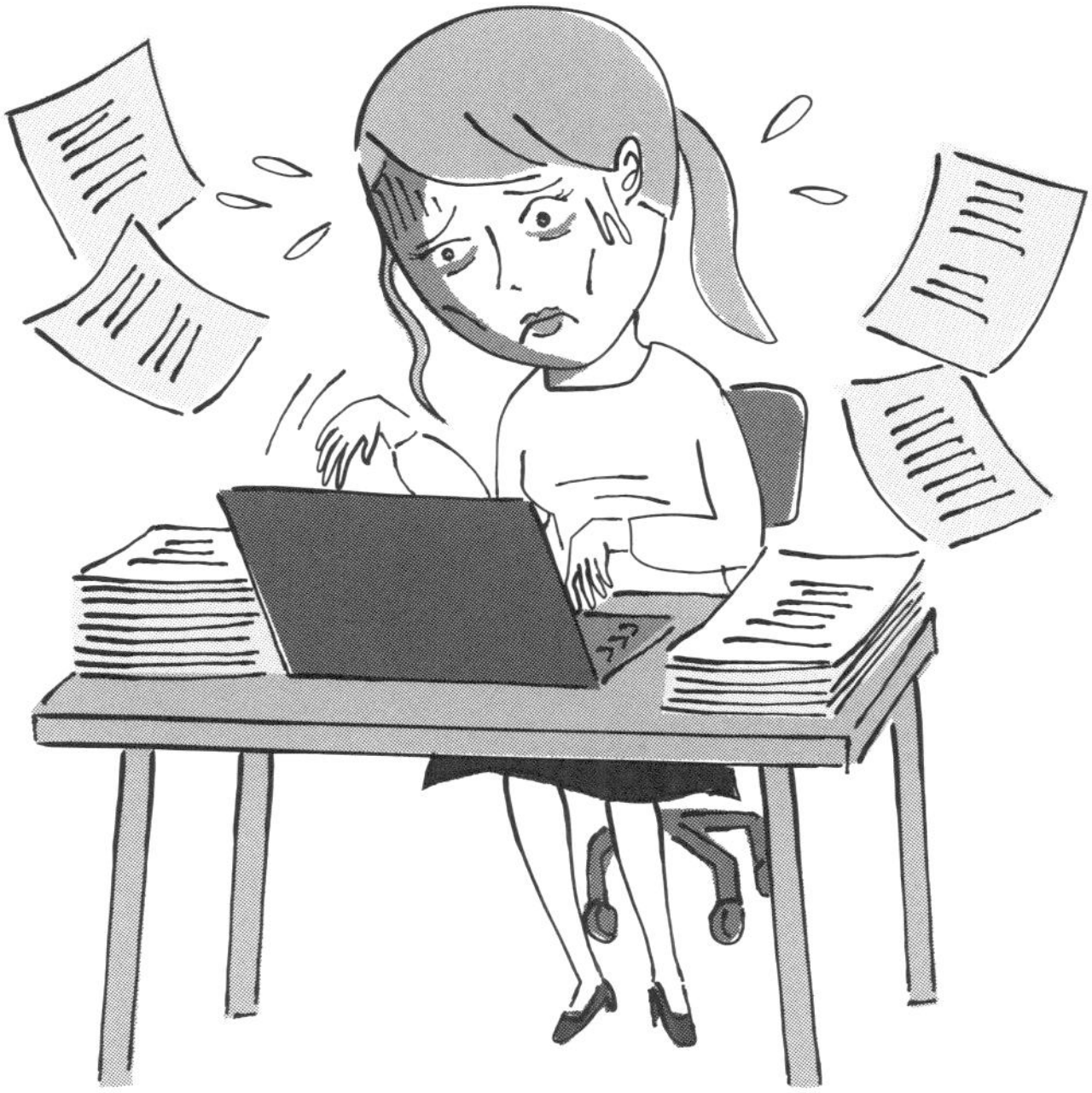

仕事ダラダラゾンビの特徴

- 便秘気味である、または残便感がある
- 仕事や勉強に集中しきれない
- 作業が終わった後の、頭の疲労感が強い

寝不足ゾンビ

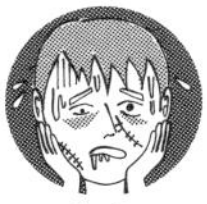

ゾビ男

ふあ〜あ……（目をゴシゴシ）

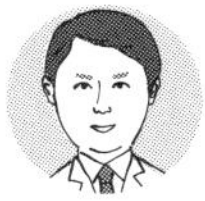

ヒロユキ先生

さっきから何度もアクビをしてるけど
寝不足かい？

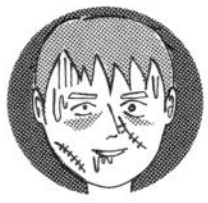

ゾビ男

いやあ、いつもどおりに寝たはずなんだけど
どうにも眠気が取れなくって

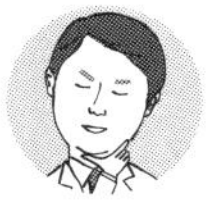

ヒロユキ先生

うーん、もしかしたら腸の働きが低下して
眠りの質が低下しているのかもしれないね

睡眠は、カラダと脳を休ませて回復させる、私たちにとって重要な時間です。理想の睡眠時間は7時間から8時間と言われていますが、一日の約3分の1を費やすことからも、いかに睡眠が大事かがわかるかと思います。ところが、腸内環境が悪いと、この睡眠による回復が不十分になってしまうのです。

マウスによる実験では、腸内環境のバランスが崩れたマウスは正常なマウスに比べて「セロトニン」という神経伝達物質が明らかに少なくなりました。このセロトニンは、眠気をもたらすホルモン「メラトニン」をつくるのに必要な物質です。

さらに、腸内環境のバランスが崩れたマウスは、眠っている状態の「ノンレム睡眠」の時間が減り、代わりに「レム睡眠」が増加していたそうです。ノンレム睡眠とは、カラダと脳の働きが抑えられている状態で、レム睡眠はカラダは休めているけれど脳は活発に活動している状態のこと。夢を見ながら、記憶を整理したり定着させたりしています。

睡眠は、このノンレム睡眠とレム睡眠が交互に繰り返されるのですが、腸内環境が良くないとレム睡眠ばかりになってしまい、眠っていても脳が十分に休めずに目が覚めてしまうのです。いくらカラダが元気でも、指示を出す脳がぼんやりしていては、満足に活動できません。

また、腸内環境が整っていないと、レム睡眠の時間帯が長くなるだけでなく、ノンレム睡眠とレム睡眠が切り替わる頻度も増します。脳の視点に立ってこの状態を説明すると、少し休んだと思ったらすぐに働かされ、また少し休んで、というサイクルを繰り返されるようなものです。十分に回復できるはずがありませんし、これが続くと、今が休憩中なのか、それとも活動中なのかも次第に曖昧になってきます。昼と夜のメリハリがなくなり、これが寝つきや寝起きの悪さにもつながってくると考えられています。

腸と睡眠の関係は腸からの一方通行ではなく、睡眠時間の短い人は、腸から分泌される抗菌物質が少なくなり、腸内環境のバランスが崩れやすくなることもわかっています。腸内環境のバランスが崩れると、睡眠不足にさらに拍車がかかってしまいます。「腸内環境を整える」と「十分な睡眠時間を確保する」、このふたつはいわば車の両輪で、どちらが欠けても成立しません。夜更かししがちな人は、腸がゾンビ化する前に規則正しい睡眠を取り戻しましょう。

寝不足ゾンビ

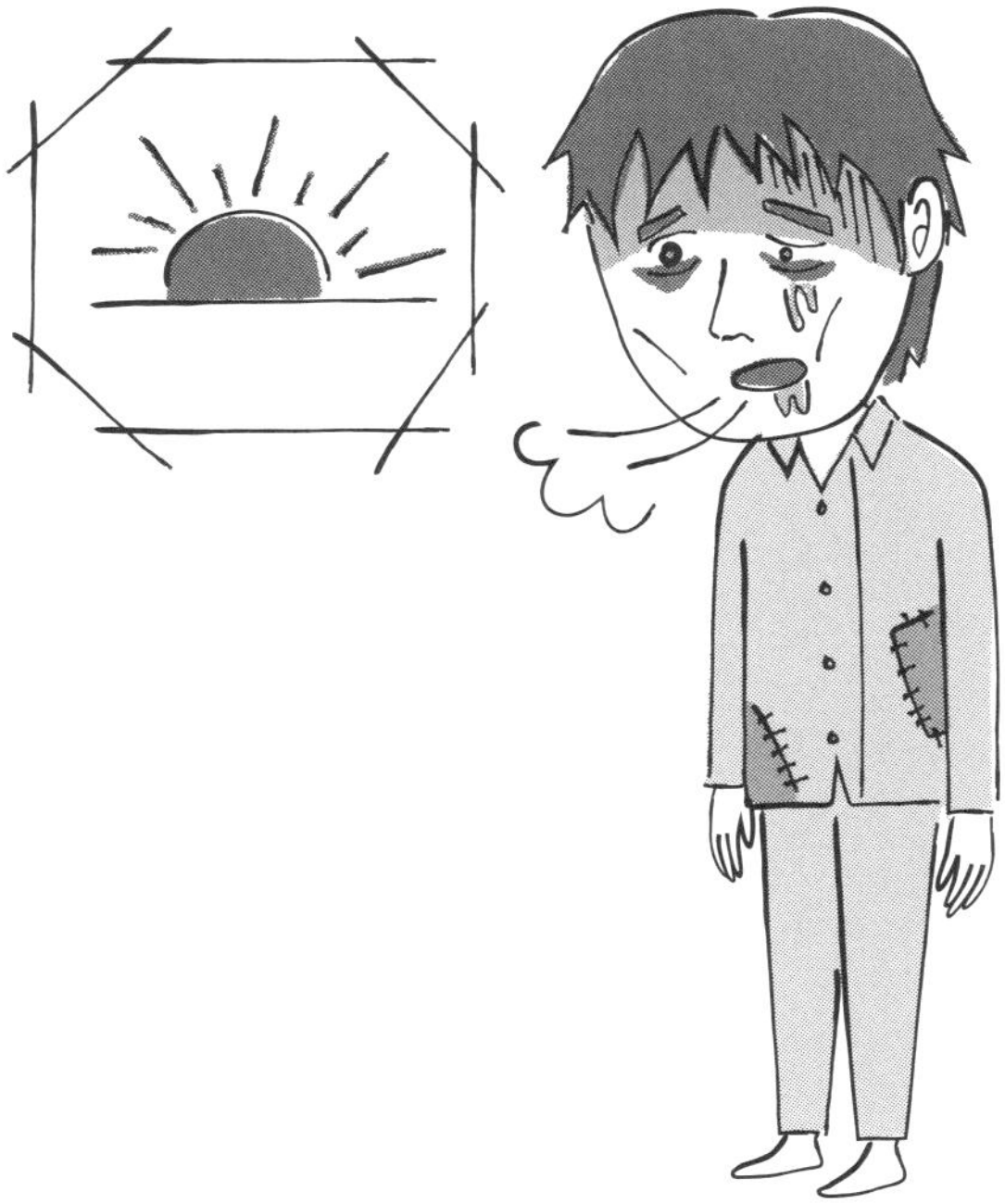

寝不足ゾンビの特徴

- 仕事中などにアクビが多い
- 家から帰るとソファなどでウトウトしてしまう
- 朝起きた時、熟睡できた感じがない

「ゾンビ腸」は子どもにも悪影響が……

ゾンビ腸はカラダのダメージが蓄積した大人だけに起こりそうなイメージですが、実は子どもにも当てはまります。

人は誰でも、最初は無菌環境とされる子宮で生まれ、出産時に母親の産道や乳房の皮膚から細菌を受け取ります。そのため、母親の腸内フローラは産まれてきた子どもに受け継がれやすいのです。もちろん、その後の食事や生活環境などが及ぼす影響については言わずもがなです。

最近の研究によると、腸内細菌が集まって構成する「腸内フローラ」の種類が少ない子どもは、1型糖尿病などの免疫疾患のリスクが高くなるという報告が多数なされています。また、ASD（自閉スペクトラム症）の子どもと、そうでない子どもの比較検証を行ったところ、ASDを含めた神経未発達症の子どもからは腸内フローラの乱れが多数報告されています。

マウスによる試験では、赤ちゃんが産道を通る際に、母親の産道に存在する腸内フローラの状況によって、子どもの発達障害が引き起こされるリスクがあることまでも明らかにされているのです。

つまり、出産時に母親がストレスを抱えると、それが腸にも影響し、母親が「不腸」の状態で出産すると、生まれてくる子どもにも悪影響が生まれやすくなるというわけです。ＡＳＤの子どもに偏食の傾向が強くみられるのも、食べ物の偏りが腸内環境に大きく影響している可能性が考えられます。

さらに、ＡＳＤの子どもの腸を洗浄して元の腸内細菌をなくし、健常児の腸内細菌の移植を2カ月近くかけて行ったところ、移植されたＡＳＤの子どもは、消化器系の症状が良くなり、他者との社会的なコミュニケーションも改善された、という報告もあります。これはまだまだ研究段階ですが、腸内環境を良くすることが、子どもにとっても良い影響を与えるという、わかりやすい一例ではないでしょうか。

最近では、外で泥んこになって遊ぶ子どもを見かける機会が減っていますが、自然に触れ、外で遊ぶことは免疫機能、ひいては腸内環境にも大きく影響します。

すでにお子さんがいらっしゃる方はもちろん、これから出産を控えている方は、お子さんの将来のためにも、ぜひ日頃から腸内環境を整えていただきたいところです。

「ゾンビ腸」撃退の特効薬とは?

ここまで、ゾンビ腸の恐ろしさについて説明してきました。

読まれた方の中には「自分はいくつものゾンビ腸に当てはまっているから、もうダメだ」と落ち込まれた人もいるかもしれません。ですが、心配はいりません。**ゾンビ腸は何歳からでも回復可能**なのです。

腸には「腸管上皮細胞」という、粘膜などを構成する細胞があります。腸内細菌とも密接に関わっており、栄養や水分の吸収、ウイルスなどの異物のブロックなど、とても重要な役割を担った細胞です。

そしてこの腸管上皮細胞は、1~2週間という非常に短いサイクルで新しい細胞に入れ替わるのです。細菌やウイルスが腸に入り込んで炎症を起こしても、古い細胞がはがれ落ちて便になり、新しい細胞が生まれるため、腸の機能は維持されるのです。

つまり、今日からゾンビ腸対策を始め、続けていけば、必ず腸は良くなっていくというわけです。

それでは、具体的にゾンビ腸を撃退するためには、何をすればいいのでしょうか。特効薬とも言える3つの要素があり、それが「食事」「運動」「睡眠」です。

ゾンビ腸は大腸の機能が弱まり、大腸内に老廃物がたまることから始まります。そこで、食べ物によって大腸の機能を回復しようというのが「食事」です。

次の「運動」が健康と密接につながることは、誰でも想像がつくでしょう。ですが本書では、ハードなトレーニングなどはいっさい取り上げません。ちょっとした合間の時間でも行える、簡単なストレッチをメインに紹介しています。それだけで健康になれるのかと、不思議に思われるかもしれませんが、運動でなぜ腸が良くなるか、そのメカニズムがわかれば、納得していただけるはずです。

最後の「睡眠」は、腸そのものではなく、自律神経を安定させ、それによって腸にも良い影響を与えていくというものです。良い睡眠をとるための方法以外にも、自律神経に関わる日常生活のあれこれについて解説しています。

3つの要素、すべてを改善するのが理想ですが、この3つのうち、どれかひとつ改善するだけでも、腸は確実に良くなります。まずは一度最後まで読んでみて、取り組めそうなものから始めていくと良いでしょう。

便のチェックで「ゾンビ腸」を確認！

ゾンビ腸の恐ろしさがわかったところで、次の章以降では、その対策について解説していきますが、腸内環境の改善に取り組んでも、本当に良くなっているかわからなければ、このまま続けて良いのか、不安になってしまうと思います。

そこでぜひやっていただきたいのが、毎日のトイレチェックです。

すでに説明したとおり、便は腸の活動に大きく影響されます。つまり便を見れば、腸内環境もわかるのです。

まずは硬さ。「不腸」の状態だと、大腸を移動する時間が長くなり、便は硬くなってしまいます。一方で、軟らかすぎる場合は腸の運動が過剰である可能性があります。小さな便が何度も出てくるのも、腸の状態があまり良くないことを示唆しています。

また、水に浮くかどうかも情報となります。水に浮くのは、食物繊維が豊富であった証拠です。理想の便は、力まずすっと出て、水に浮くバナナ状のもの。毎日チェックすれば、変化も確認できるので、ぜひ流す前に確認しておきましょう。

第3章

食べてゾンビ腸を回復させよう

エピソード5

食事で腸内細菌のバランスを整えるとは？

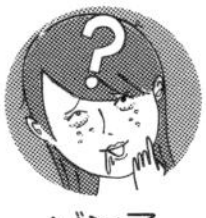

ゾン子

「食べて腸を回復する」ってどういうこと？
食べるだけでいいのなら、誰でもやってると思うんだけど？

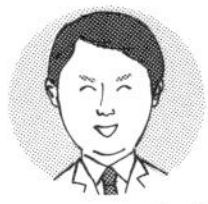

ヒロユキ先生

腸の中にいる「腸内細菌」にエサを与えることで
腸内環境を整えられるんだよ

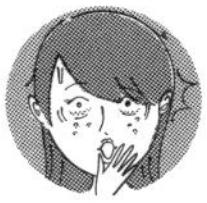

ゾン子

ホントに食べるだけでいいんだ！
じゃあ早速、ケーキバイキングに行ってこよう！

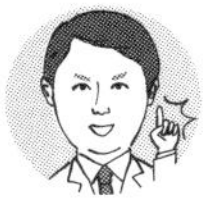

ヒロユキ先生

ストップ！　腸内細菌はいろんな種類がいて
好きなエサが違うんだよ

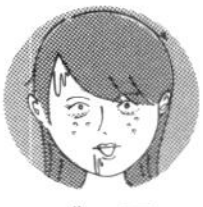

ゾン子

そうなの？　でも結局エサになるのなら
食べて損はないと思うんだけど……

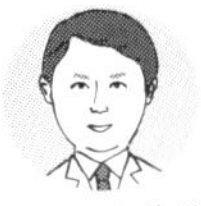

ヒロユキ先生

カラダに悪影響を与える「悪玉菌」もいるから
バランスの良い腸内環境をつくるには、種類が重要になるのさ

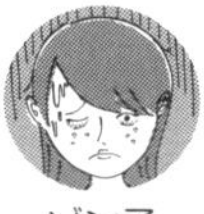

ゾン子

ええ～、アレコレ考えながら食べるのは
正直、面倒臭いかも……

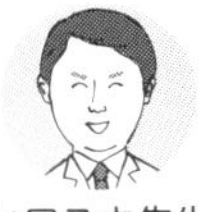

ヒロユキ先生

そのとおり！　我慢する食事は逆効果なんだ
ちょっとしたコツ程度に考え、できるものだけやってみてね

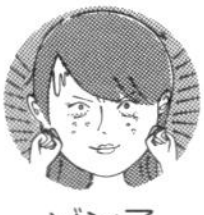

ゾン子

その程度でいいならアタシでもできそう！

解説ページへ

最高の腸内バランスとは？

腸の働きは、腸内に存在する「腸内細菌」によって左右されます。

腸内に存在する腸内細菌は、実に40兆個以上。種類も1000種類以上あり、重さにすると1・5～2キロほどになると言われています。人が食べ、胃腸で消化されたものを栄養にして腸内細菌は増殖するのですが、その時に生み出された代謝物が、人のカラダに大きな影響を及ぼすのです。

また近年、よく使われるようになった言葉として「腸内フローラ」があります。腸内細菌は種類ごとに集まって大きな集団をつくりますが、その集団が顕微鏡で見ると花畑（フローラ）のように見えることから、こう呼ばれるようになりました。また、カラダにとって大切な役割を持つため「もうひとつの臓器」とも呼ばれます。

この腸内細菌は、その働きに応じて、大きく次の3種類に分類されます。
①善玉菌：腸のぜん動運動を促して、食べ物の消化・吸収を促進させたり、老廃物を分解したりする。

②悪玉菌：増えると発がん性物質や病気・老化のもととなる毒素をつくりだし、腸内環境を悪化させる。

③日和見菌：普段は何もせず、腸内環境によって、善玉菌、悪玉菌の優勢なほうに加勢する。腸内細菌でもっとも多い。

では、ここで質問です。この3種類の腸内細菌は、どのようなバランスがいちばんカラダに良いのでしょうか？　名前のイメージから、**善玉菌が多ければ多いほど良い、と思われるかもしれませんが、実際には「善玉菌2割、悪玉菌1割、日和見菌7割」が理想的**だと言われています。悪玉菌がなくなると善玉菌が働かなくなり、食べ物の消化・吸収がうまくいかなくなるなど、悪玉菌も必要不可欠なのです。

この割合を維持できれば、腸内環境もバランスがとれた状態になるのですが、運動不足やストレス、偏食などによって悪玉菌が増えると、日和見菌も悪玉菌の味方をするようになり、腸がゾンビ化するというわけです。この腸内細菌のバランスは、加齢によっても崩れていくので、年齢を重ねるほど、注意が必要になります。

善玉菌や悪玉菌はそれぞれ好きな食べ物が異なるため、悪玉菌が好む食べ物を減らし、善玉菌が好む食べ物を増やそうというのが、食事によるゾンビ腸対策の基本です。

幅広い食材が良い腸内環境を生む

先ほど、善玉菌と悪玉菌は好きな食べ物が異なると紹介しました。

善玉菌が好む食べ物は、納豆やヨーグルト、キムチやみそなどの発酵食品や乳酸飲料が中心で、バナナやキウイといったフルーツも好みです。一方、悪玉菌が好きなものは、主に肉類。また、吸収されなかったたんぱく質も、悪玉菌のエサとなります。

このことを意識して、毎日の献立を考えてほしいところですが、ひとつだけ注意点があります。それは「なるべく幅広い食材を食べること」です。

腸内細菌は、その種類ごとに食べ物の好みが異なります。発酵食品を食べさえすればOKと、納豆しか食べないでいると、キムチやみそが好きな腸内細菌は減ってしまいます。どれだけ栄養が豊富な食材であっても、その食材しか食べないのは、結局のところ、栄養不足と変わらないのです。

普段のメニューにちょっとした副菜を一品加えたり、同じパン食でも月曜日はライ麦、火曜日は雑穀入りと変化をつけるなど、なるべく幅広い食材を食べ、多くの腸内細菌を育てましょう。

また、チーズや納豆などを食べると、その食材に含まれていた乳酸菌や納豆菌といった善玉菌が、もともと腸内にいた善玉菌とともに腸内環境を整えてくれます。このような善玉菌を含む食材を「プロバイオティクス」と呼びます。

とても有能な食材ですが、プロバイオティクスの善玉菌は、最初から体内にいた善玉菌と異なり、便と一緒に排泄されてしまいます。そのため、定期的に摂取する必要があります。

さらに、プロバイオティクスと併せて摂りたいのが、オリゴ糖や水溶性食物繊維といったものを含む食材です。これは「プレバイオティクス」と呼ばれ、善玉菌のエサとなって、善玉菌を活性化させることができます。こちらも、毎日摂取することで、大腸の環境を整えられます。

なお、腸内環境を整えるプロバイオティクスと、それをパワーアップさせるプレバイオティクス、このふたつを組み合わせることを「シンバイオティクス」と呼びます。シンバイオティクスは片方の食材だけを食べるよりも効果的ですので、毎日の食事で、双方を摂るように工夫しましょう。

プロバイオティクス

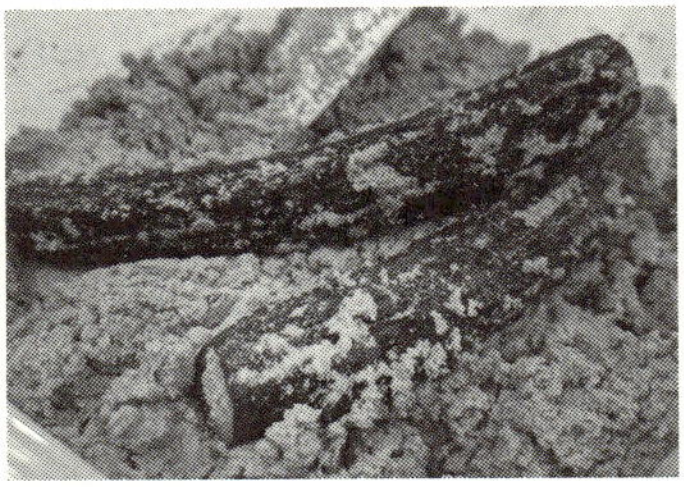

酪酸菌 ぬか漬け

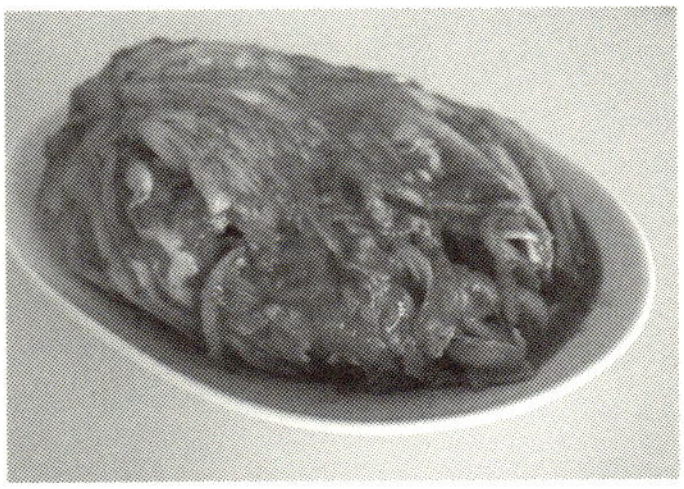

乳酸菌 みそ・キムチ・チーズ・発酵バター・乳酸菌飲料など

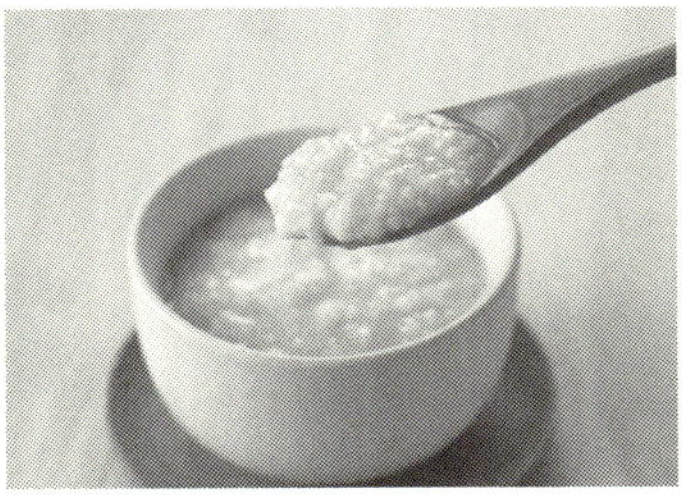

麹菌 塩麹・甘酒

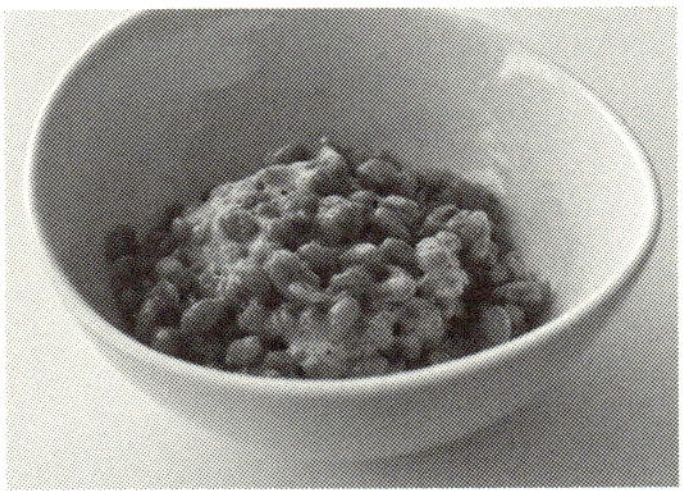

納豆菌 納豆

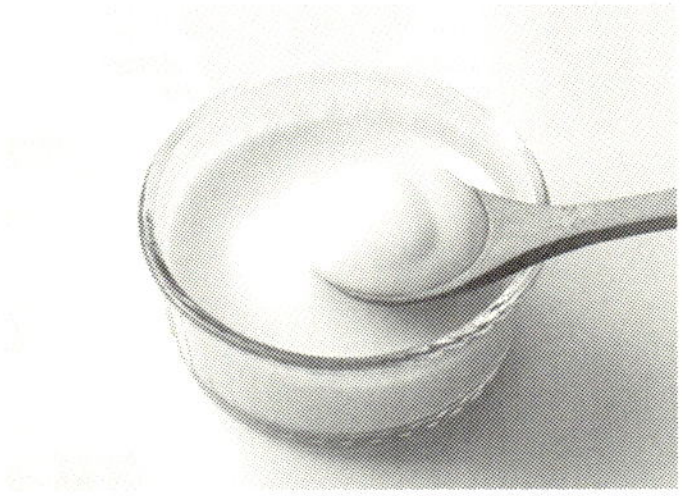

ビフィズス菌 ヨーグルト（ビフィズス菌名の記載があるもの）

プレバイオティクス

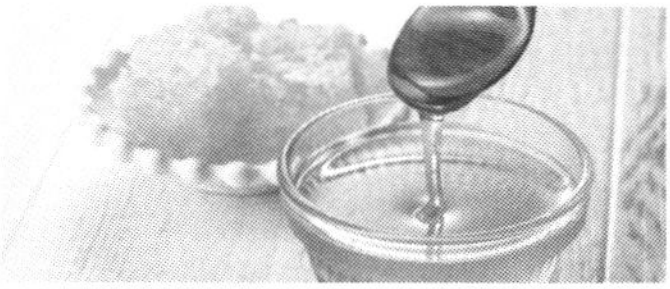
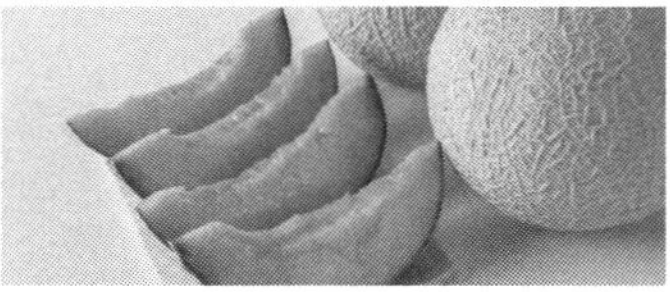

糖アルコール メロン・梨・きのこ類・ワイン・みそ・はちみつ・さとうきび・プルーンなど

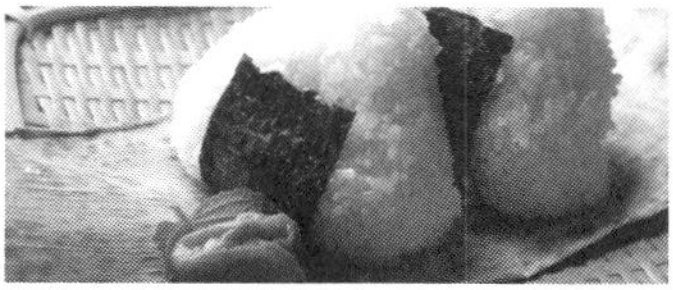
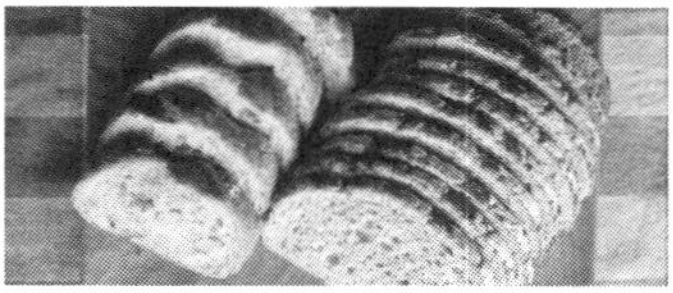

レジスタントスターチ 冷えた炭水化物（おにぎり・ポテトサラダ・あんこを使った和菓子など）・未精製穀物（玄米・ライ麦など）

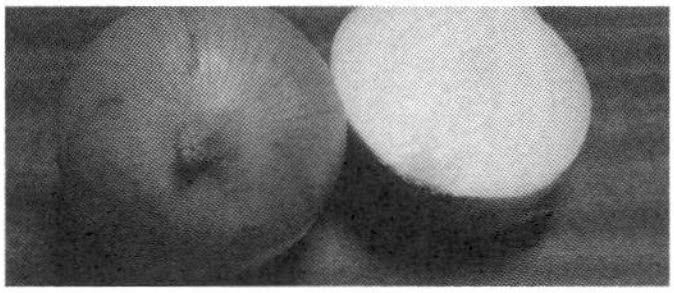
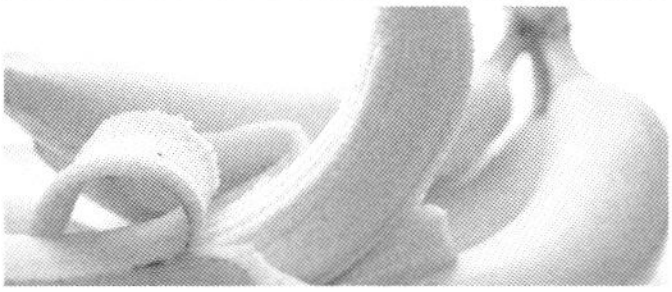

オリゴ糖 タマネギ・アスパラガス・ニンニク・バナナ・はちみつ・大豆製品など

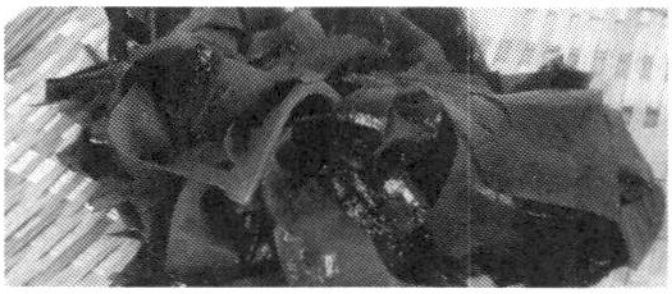
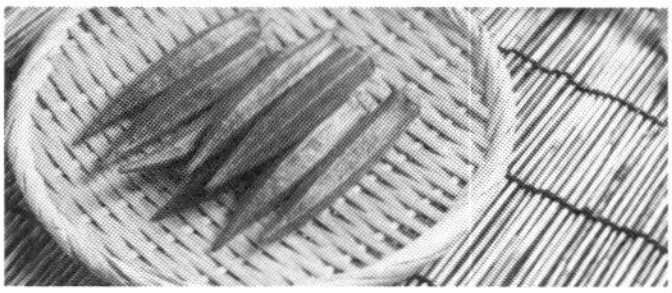

水溶性食物繊維 海藻類・大麦・柑橘類・こんにゃく・ネバネバ系食品（オクラ・なめこ・めかぶ）など

善玉菌が生み出す「短鎖脂肪酸」の効果とは?

善玉菌が食物繊維やオリゴ糖などを分解すると、**「短鎖脂肪酸」**という物質が生成されます。この短鎖脂肪酸は私たちのカラダに様々な良い効果を与える働き者です。大腸内の短鎖脂肪酸は、腸内を弱酸性にして悪玉菌の活動を抑制。老廃物から悪性物質が生み出されるのを防いでくれたり、大腸のぜん動運動を促進して便通を良くしてくれたりします。

免疫細胞にブレーキをかけるのも、短鎖脂肪酸の役割のひとつです。免疫細胞はウイルスなどの外敵を倒してくれますが、過剰に働くと、正常な細胞を攻撃したり、アレルギーを引き起こしたりします。このような免疫細胞の暴走にブレーキをかけるのが、短鎖脂肪酸のひとつ「酪酸《らくさん》」です。この酪酸は、腸のバリア機能を高めたり腸の働きそのものも向上させてくれます。

ビフィズス菌は「酢酸」を生成し、それをもとに酪酸産生菌は酪酸を生成するため、ビフィズス菌は酪酸の生成に大きく役立つのです。また、ビフィズス菌などの善玉菌が生み出す酢酸自体も、腸の粘膜のバリア機能を維持するための大切な物質であり、細菌やウイルスの侵入を防ぐ抗体の産生を促進してくれます。

短鎖脂肪酸は、肥満予防も行ってくれます。肥満は、脂肪細胞が血管内の脂肪を吸収・蓄積することで細胞自体が太ってしまうのですが、短鎖脂肪酸が腸で吸収され、血管から全身へ巡ると、脂肪細胞が必要以上に脂肪を吸収するのを止めてくれるのです。短鎖脂肪酸には蓄えすぎた脂肪を消費させる効果もあり、さらには脳に直接作用して食欲を抑えたり、満腹感を維持する効果もあります。血糖値を下げるインスリンの分泌も促すため、糖尿病予防にも大切な存在です。ほかにも、神経細胞と結合して神経や脳を活性化に導くなど、短鎖脂肪酸は健康維持のエキスパートなのです。

毎日ビフィズス菌入りヨーグルトを食べるなどして、大腸内で短鎖脂肪酸が活躍できる状態を維持しておくことが、腸のゾンビ化を防ぐことにつながります。

なお、睡眠不足になると、腸内環境のバランスが崩れて、短鎖脂肪酸の量が減ることが明らかになっています。運動不足やアルコールの摂りすぎでも、善玉菌は減ってしまいます。栄養だけあっても短鎖脂肪酸が生まれなければ効果は得られませんので、規則正しい生活と適度な運動で、短鎖脂肪酸を増やしていきましょう。

「ゾンビ腸」には発酵食品が効く！

発酵食品がゾンビ腸対策として果たす役割に、酵素、微生物、乳酸菌などで腸内環境を整えるというものがあります。発酵食品とは微生物の働きによって発酵し、味や栄養価、保存性が高まっている食品。食品ごとにそれぞれ生息する菌が違い、ゾンビ腸を撃退して腸内年齢を若返らせるためには、乳酸菌だけでなく麹菌、酵母菌、酢酸菌、納豆菌などの善玉菌を持ついろいろな発酵食品を食べることが有効です。

前にも述べましたが、腸内には1000種以上、40兆個をも上回る腸内細菌がすみ着いており、この状態を「腸内フローラ」と呼びます。これらの腸内細菌が、「善玉菌」「悪玉菌」「日和見菌」に分かれることはすでに解説しましたが、食事で摂取する善玉菌はそのまま腸にすみ着くわけではなく、実はそのほとんどが便で排出されてしまいます。しかし、毎日食べ続けることによって、日和見菌を善玉菌に変え、腸内環境を改善してくれる底力を持っています。発酵によって糖の分解が進んでいる発酵食品は、消化・吸収に優れていることも腸には大きなメリット。

カラダの状態が人それぞれ違うように、腸内環境も人それぞれ違います。腸内フローラの花畑は、咲いている花も色も、人によって違うということ。ですから、腸内環境を改善するために必要な発酵食品も、人によって違いが出てくるのです。自分の腸内環境にマッチした発酵食品を見つけるためには、できるだけ多くの種類を食べてみることが大切です。

発酵食品の定番として知られるヨーグルト、チーズ、みそ、醤油、酢、納豆などは、生産地や製造方法によっても含まれる菌の種類が変化します。どこのメーカーのどの商品が自分に合うかということは、しばらく食べてみないとわからないでしょう。いろいろなものを食べてみて、腸内環境を様子見することで、「マイ定番発酵食品」と出合えるはずです。ゾンビ腸対策の食生活は「楽しく美味しく」が基本ですから、食べづらいものを我慢して毎日食べるような「修行」は必要ありません。

発酵食品は古代から人類と深い関係にあり、発酵食品をつくるという文化は世界中で様々な発展を遂げてきました。その国や地域の気候や食材を活用して生まれた発酵食品はバリエーション豊かです。世界各地のチーズやヨーグルト、ピクルス、生ハム、バルサミコ酢、ウスターソースといった洋風なものから、キムチ、豆板醤《トウバンジャン》や甜麺醤《テンメンジャン》、ザーサイ、ナンプラー、ニョクマムといったアジア各国で生まれたもの、日本では納豆、みそ、鰹節、漬物、塩辛、くさやなどが代表的な発酵食品です。

食べ物や調味料だけでなく、発酵を利用した飲料も忘れてはいけません。日本酒、焼酎、ワイン、ビール、ウイスキーといったアルコール飲料はすべて発酵という過程を経て製造されますし、乳酸菌飲料もあります。ノンアルコールの甘酒は「飲む点滴」といわれるほど、栄養価が高いことで知られます。

こうした様々な発酵食品から自分の定番を見つけたら、毎日2〜3種類の異なった発酵食品をプラスすることがゾンビ腸対策のコツ。たとえば毎朝、好きなビフィズス菌入りヨーグルトを食べる人であったら、発酵ドライフルーツを加えたり、乳酸菌飲料や甘酒をプラスしたりする。朝は和食という人であったら、定番のみそ汁以外に、その日の気分でいろいろな納豆や漬物をプラスするといった要領です。漬物は時間をかけてつくられたものを選びましょう。ちなみに、軽い塩もみや液体に漬けただけのものは、発酵食品には入りません。

自分の定番ヨーグルトを見つける方法を捕捉しておきましょう。もちろんヨーグルトが苦手だという人は無理をしてまで食べる必要はなく、そういう人は和食などから好きな発酵食品を探せばよいのですが、先にも説明したように、ヨーグルトは手軽に用意できてゾンビ腸撃退効果が高い発酵食品なのです。

ヨーグルトは銘柄によって、整腸機能や便秘改善以外にもO－157やピロリ菌の感染予防、アレルギー症状の改善など、いろいろな効能を持つものが市販されており、ビフィズス菌以外にも、LG21、PA－3、KW乳酸菌、ラブレ菌、ガセリ菌といった菌が使われていて効果も違います。これもいろいろなものを試してみて、どのヨーグルトが自分の腸内環境をより改善してくれるか、相性をチェックしましょう。

同じヨーグルトを一日に200グラム、2週間から1カ月食べてみます。便がバナナ状になった、肌が明るい色になった、口臭や体臭が気にならなくなった、疲れにくくなった、快適な睡眠がとれているといった症状を実感できたら、自分の腸内環境に合ったヨーグルトだと言えます。この過程で「お腹が張る」という症状が出てきた場合は、腸内環境が変わってきたサインと考えられるので、そのまま食べることを続けましょう。通常、3～4日で症状は治まりますが、その後も症状が続くようであれば、それは自分の腸内環境には合わないヨーグルトと判断してください。違う菌を使った、美味しくてカラダに良さそうなヨーグルトを試しましょう。

「ゾンビ腸」に効く！ ビフィズス菌入りヨーグルトの秘密

せっかくですから、発酵食品のエースであるヨーグルトについてもう少し言及しておきましょう。ゾンビ腸対策にとくにおすすめなのは、ズバリ「ビフィズス菌」入りのヨーグルトです。

「そんなの定番中の定番じゃないか」と思われるかもしれませんが、広く知れわたっているものには、それだけの効果があるのです。その理由を解説していきましょう。

ビフィズス菌の役割のひとつは、代謝によって「乳酸」を生み出すことです。乳酸は腸内フローラのバランスを整えたり、免疫機能を活性化させたり、腸にとって良い効果をたくさんもたらします。

でも、乳酸と聞くと「乳酸菌」のほうを連想しますよね。確かに乳酸菌のほうが代謝物全体に対する乳酸の割合が高いのですが、大腸内に存在する数はビフィズス菌のほうが圧倒的に多くなっています。とくに日本人はほかの国の人と比べて腸内フローラに占めるビフィズス菌の割合が多いことが研究でも明らかになっています。つまり、乳酸菌よりもビフィズス菌のほうが腸内での影響力が強いということになりますから、やはりビフィズス菌入りのヨーグルトを食べたほうがゾンビ腸解消には良いと思います。

ビフィズス菌の役割として特徴的なのが、短鎖脂肪酸の一種である「酢酸」を多く生み出すことで、これは乳酸菌にはみられない働きです。酢酸の働きとしてまず注目したいのが、その強力な殺菌作用。腸内に有害な菌が侵入しても、ビフィズス菌が生み出す酢酸がすぐに退治してくれるというわけです。ほかにも、腸管バリアの機能を高めて有害物質が体内に漏れ出すことを防いだり、排便を促進するぜん動運動を活発にしたりと、腸内の健康に貢献する要素は多岐にわたります。酢酸の産生こそが、ビフィズス菌が持つ整腸作用や免疫力アップなどの機能の屋台骨となっているのです。

そんな腸にとって良いことずくめのビフィズス菌ですが、年齢とともに減少してしまうことがわかっています。加齢が進むほどビフィズス菌の数が減り、そのぶん悪玉菌の数が増えて腸内環境が荒れてしまうため、ゾンビ腸になる原因の一端はビフィズス菌の減少にあると言っても過言ではありません。高齢者ほどビフィズス菌入りヨーグルトを食べる価値があるので、ぜひ日々の食事に取り入れてみましょう。

ヨーグルト＝ビフィズス菌ではないので注意！

ゾンビ腸対策の強い味方となるヨーグルトですが、気をつけたいポイントは、「乳酸菌の入ってないヨーグルトはないが、すべてのヨーグルトにビフィズス菌が入っているとは限らない」ということ。ヨーグルトは牛乳などを乳酸菌で発酵させてつくります。その過程でビフィズス菌が加えられるものと加えられないものがあるのです。

ビフィズス菌入りのヨーグルトは、乳酸菌のみのヨーグルトよりも整腸作用が高いとされていますから、できるだけゾンビ腸対策ではビフィズス菌入りを選びたいものです。そのヨーグルトにビフィズス菌が入っているかどうかは、パッケージに記載されているのでわかります。

ビフィズス菌と乳酸菌は、どちらも腸内で善玉菌として働きますが、その実態は大きく異なります。「乳酸菌」とは、乳酸を生み出す細菌の総称で、その定義は「食物繊維やオリゴ糖などを分解してつくられる代謝物の50％以上が乳酸である細菌」ということになります。糖質は果糖やブドウ糖のように単体のものを「単糖」、単糖が2

〜10個結合したものを「オリゴ糖」、それ以上の単糖が結合したものを「多糖類」と呼び、オリゴ糖はビフィズス菌を増やす物質として知られます。「代謝物」とは、体内で行われる合成や分解によって産生される化合物のこと。ビフィズス菌も乳酸を産生しますが、代謝物が50％には満たないので乳酸菌には入りません。

ビフィズス菌は酸素があると生きることができないため、主に大腸で生息しているのに対して、乳酸菌は酸素があっても生きられるので、主に小腸の末端部付近で生息しているという大きな違いがあります。大腸内での比率は、ビフィズス菌が圧倒的に、乳酸菌よりも多いのです。

もちろん乳酸菌ヨーグルトにも腸に良い効果はありますが、乳酸菌の場合はメインの代謝物が乳酸であるため、ゾンビ腸に効果の高い酢酸の産出はできません。有害物質が全身に流出するのを防ぐ腸のバリア機能の保護といった、酢酸が持つ対ゾンビ腸効果を重視するなら、ただの乳酸菌ヨーグルトよりも、乳酸菌とビフィズス菌の両方が入ったヨーグルトを食べるのがおすすめです。このようにヨーグルトを買う際は、入っている菌の違いを意識しましょう。それがゾンビ腸解消の第一歩なのです。

よりカラダに良いヨーグルトの食べ方とは？

第2章で、悪臭が体内から放出されてしまう体臭ゾンビについて紹介しました。ヨーグルトなどに含まれるビフィズス菌を食べると、腸内環境が整い、これを抑えることができますが、さらに「ラクトン」という成分にも影響することがわかりました。ラクトンとは桃のような甘い香りで、主に10～20代の女性の皮膚から多く分泌されます。さらにラクトンには、異性を惹きつける効果もあると言われています。ラクトンとビフィズス菌の直接の関係はまだ明らかになっていませんが、腸内環境を整えるだけで、異性からモテる可能性もあるのです。

このように、様々なメリットを持ったヨーグルトですが、せっかくですからより効果的な食べ方をしたいものです。

まずは、購入したらなるべく早めに食べること。ヨーグルトに含まれている善玉菌は日にちが過ぎるほど減っていきます。

食前は胃酸の酸性度が高く、ヨーグルトを先に食べると、胃酸によって善玉菌が減り、腸に届きにくくなってしまいます。ヨーグルトから効果的に善玉菌を摂りたいのであれば、ヨーグルトは食後のデザートにしたほうが良いでしょう。

ヨーグルトとほかの食べ物を組み合わせる方法も有効です。シンバイオティクスの面で言えば、昆布やワカメなどの海藻類や、タマネギ、リンゴ、バナナなどを食べておくと、水溶性食物繊維やオリゴ糖といったビフィズス菌のエサを摂取できるので、ビフィズス菌の活動を促進させることが可能です。

ちなみに、ヨーグルトの蓋を開けると、水分が分離していることがあります。この水分は「ホエー」と呼ばれ、水溶性のたんぱく質やミネラル、ビタミンが豊富に含まれています。ドライフルーツを戻すのにホエーを使えば、ヨーグルトの栄養もプラスされて、美味しく栄養価のあるフルーツを食べられます。

そして、最強の組み合わせが「**ヨーグルト×大根おろし×はちみつ**」です。大根に含まれる食物繊維とはちみつに含まれるオリゴ糖が、ヨーグルトの善玉菌の働きを高めてくれます。大根とヨーグルトの組み合わせに違和感を抱くかもしれませんが、おろした大根のしゃきしゃきとした食感がはちみつの甘味と合わさって、リンゴのような感覚で味わえます。

食物繊維は何の役に立つの？

三大栄養素とは、「糖質」「脂質」「たんぱく質」のことで、同じく人体にとって欠かせない「ビタミン」と「ミネラル」を加えて五大栄養素という言い方をします。そして近年、**六番目の栄養素とも呼ばれているのが「食物繊維」**。

かつて食物繊維は、炭水化物から糖質を除いたカスのようなもので、消化されにくいことから、消化器官に負担をかけるだけの物質と考えられていましたが、現代では人体の生命維持において重要な役割を持つことがわかり、一気に注目されるようになりました。

食物繊維は、ゾンビ腸対策としても欠かせない要素です。その主な働きは、消化酵素で消化されずに小腸を通過して大腸まで運ばれる際に、腸の中で食べ物のカスや老廃物をくっつけていき、便の主材料となって腸の中をきれいにしてくれること。腸内の掃除役とも言える存在なのです。食物繊維は、水に溶ける「水溶性食物繊維」と、水に溶けない「不溶性食物繊維」に分類されます。

水溶性食物繊維は水分を含むと溶けてゲル状になり、便の水分を増やして軟らかくし、排出しやすい状態にしてくれます。粘性と吸着性があって、腸の中に長く存在する特性があり、糖の吸収を遅らせたり、コレステロールを体外に排出したりする働きがあります。腸内で善玉菌のエサとなって腸内環境を整える役目も担います。

不溶性食物繊維は腸の中で水分を吸っても溶けずに大きく膨らみ、便の体積を増やしてくれます。また、腸を刺激することで便通を促し、その際に腸内の有害物質を排出してくれる働きがあります。

このように、不溶性食物繊維には整腸効果や便通の促進という働きがあるのですが、便秘の状態でたくさん摂ってしまうと、ぜん動運動によって便の水分が吸収されてしまい、便がさらに硬くなってしまうので、お腹が張って苦しくなることがあります。ですから、2種類の食物繊維をバランスよく摂取することが大切で、普段は水溶性と不溶性を1：2で摂取することが理想的なバランスだと言われています。便秘中は不溶性を摂りすぎないようにすることも大事。食物繊維が多いと思われている食べ物でも、実際には不溶性食物繊維を含む割合が多く、水溶性食物繊維は不足しがちなため、普段から意識して水溶性食物繊維を多く含む食べ物を摂ると良いでしょう。

水溶性食物繊維を多く含む食べ物は、昆布、ワカメなどの海藻類、キノコ類、ラッキョウ、ジャガイモ、山芋、里芋といった芋類、麦、小麦胚芽や全粒粉入りのパン、シリアルなど。不溶性食物繊維を多く含む食べ物は、バナナ、オクラ、納豆、タケノコ、ゴボウといった、豆類、根菜類などです。とはいうものの、ほとんどの食べ物には不溶性と水溶性が混在しており、両方の食物繊維を多く含んでいるのが、リンゴ、ミカン、キウイなどの果物や、プルーンやアンズ、パパイヤ、マンゴーなどを乾燥させたドライフルーツです。食物繊維の含有量を示す代表例を挙げましょう。

・サツマイモ（皮なし・生）　水溶性0・6g　不溶性1・6g　総量2・2g
・七分つき押し麦　水溶性6・3g　不溶性4・0g　総量10・3g
・ゆでゴボウ　水溶性2・7g　不溶性3・4g　総量6・1g
・エノキタケ（生）　水溶性0・4g　不溶性3・5g　総量3・9g
・アーモンド　水溶性0・8g　不溶性9・3g　総量10・1g
・アボカド　水溶性1・7g　不溶性3・9g　総量5・6g

（可食部100g当たり　日本食品標準成分表「八訂」より）

水溶性と不溶性のバランスが大事であることは間違いありませんが、ひとつひとつの食べ物の含有量などを細かく覚える必要はありません。**ポイントとなるのは、「海藻」「キノコ類」「野菜」「果物」の4つ。**この4つの食品を食べたほうがいいと意識するだけで、ゾンビ腸撃退に大きな効果が現れるはずです。栄養素の中でも、食物繊維は意識するかどうかで大きく摂取量が変わる物質です。食の欧米化によって、肉類や魚類中心となった食生活では、どうしても食物繊維が不足しがちになってしまうので、意識してこの4つの食べ物を摂りましょう。ここに「穀類」がプラスされれば、ゾンビ腸対策としてはさらに効果が高まります。糖質制限の流行によって米飯を食べなくなっている昨今では、意識したいポイントのひとつと言えるでしょう。

食物繊維は、ヨーグルト、納豆、みそなどの「発酵食品」と組み合わせると、ゾンビ腸撃退効果が格段に上がります。一回の食事でこのふたつを組み合わせることも、ぜひ実践したい食習慣。みそ汁にワカメを入れる、納豆にメカブやモズクをトッピングする、ヨーグルトにキウイなどの果物をプラスする、といった、ちょっと意識するだけで普段から簡単にできることですから、積極的に取り組みたいものです。外食する際にも、サラダや副菜を一品プラスする、鍋料理やスープ類、麺類などは野菜の種類が多いものを選ぶといったことも心がけましょう。

ネバネバ食材は便秘対策の強い味方！

食物繊維の豊富な食材を食べているつもりなのに、お腹が張って便秘がちだという人がいます。これは、水溶性食物繊維の不足が原因。不溶性食物繊維ばかりを摂取していると、腸内の有害物質などを取り込んでくれるのは良いのですが、腸内の水分を吸収して便の体積を増やすため、水溶性食物繊維のゲルがないと便がどんどん硬くなって、便秘の症状を悪化させてしまうのです。便が硬くなって長く腸にとどまるので、ぜん動運動が起きても便が排出されにくくなり、腸が膨らんでしまいます。こうなると腸がゾンビ化してしまいますし、自律神経が乱れて免疫機能も低下します。

普段から水溶性食物繊維と不溶性食物繊維のバランスは大切なのですが、不溶性は比較的摂取しやすいのに対して、水溶性は意識して摂るようにしないと不足しがちです。便秘やお腹が張るという症状の人は、なおさら水溶性を意識して摂り、便を軟らかくしなければいけません。

水溶性食物繊維を簡単に摂るのに役立つのが、納豆、オクラ、モロヘイヤ、ナメコ、メカブ、山芋などの「**ネバネバ食材**」です。こうしたネバネバ食材は、夏バテ予防のスタミナ食としてよく取り上げられますが、ゾンビ腸対策にも大きな効果がある食材。ネバネバ食材は、水溶性食物繊維が水を含んでゲル状になって便の水分を増やすだけでなく、いくつかの効能が認められています。食材のネバネバは、水溶性食物繊維とたんぱく質が結合したもので、たんぱく質の分解酵素が消化・吸収を助け、胃の粘膜を保護し、血糖値や血中コレステロールを抑制します。さらには保水力による美肌効果などもあるという、いいことずくめの成分なのです。

納豆は、単品で食べるだけでなく、トーストやチャーハンなど、いろいろな料理と組み合わせるのも、変化をつけられておすすめです。オクラや山芋と一緒にマグロと合わせて丼にする「ネバネバ丼」も強力なゾンビ腸対策フードです。海藻類やキノコ類は、サラダや酢の物、みそ汁の具などに最適。オクラは生より茹でたほうが、ネバネバ成分の吸収率がアップし、ナメコは洗わずにそのまま使うほうが効果的です。

ネバネバ食材以外で水溶性食物繊維を多く摂取できる食材に、インゲンマメ、ゴボウ、ニンジン、大根、そばなどがあります。アボカドは水溶性と不溶性のバランスが理想的で、オメガ9系オイルのオレイン酸を多く含むため、排便を促してくれます。

抗酸化食品で老化を防ごう！

ゾンビ腸対策で、意識して摂りたい成分の3つ目となる「抗酸化成分」について、わかりやすく解説しましょう。

鉄が酸化するとサビてしまうように、人間のカラダも酸化します。その最大の原因となるのが「活性酸素」という物質。人間は酸素がなければ生きていけませんが、体内で酸素が使われると必ず活性酸素が生成されます。言ってみれば、エネルギー燃焼に使われた酸素の燃えカスのようなものです。

活性酸素は、強力な酸によって、カラダに悪影響を与える細菌や微生物などを殺す作用を持っており、これは重要な免疫機能となっています。しかし、過剰な状態になると健康な細胞まで傷つけてしまい、これがカラダを老化させる最大の要因となるのです。疲労は、筋肉にたまる乳酸が大きな原因だと考えられてきたのですが、近年では乳酸は疲労物質でなくエネルギー源となる物質であることがわかり、疲労の主な原因は活性酸素による酸化ストレスであると考えられています。さらに、活性酸素は、がんや糖尿病などの病気を引き起こす危険性も指摘されています。

活性酸素は、このように過剰になると危険な物質ですから、体内には除去する機能が備わっています。しかし、有酸素運動をするだけでも過剰になってしまう増えやすい物質もありますから、もともとの機能だけではまったく間に合いません。そこで、**外部から活性酸素の除去作用がある物質を取り込む方法が、「抗酸化食品」を食べるということなのです。**毎日、抗酸化成分を摂取することで、ゾンビ腸の大きな原因である腸内酸化ストレスが軽減されることは、言うまでもありません。

主な抗酸化成分には、ビタミンA、C、E、植物が持つ苦みや色素の成分であるポリフェノール、動植物が持つ黄色赤色の色素であるカロテノイドなどがあります。

代表的な抗酸化食品には、トマト、ニンジン、リンゴ、スイカなどの赤い野菜や果物、ブロッコリー、ホウレンソウ、小松菜、ミカンなどの緑黄色野菜はもちろん、タマネギ、ニンニク、大豆、白菜などの白色野菜、ポリフェノールを多く含むベリー類、ナッツ類、アボカド、赤ワイン、コーヒー、緑茶、カカオなどがあります。渡り鳥や回遊魚の驚異的な運動持続力から強力な抗酸化作用が発見されたイミダペプチドは、鶏のムネ肉やササミに多く含まれています。

食事抜きはダイエットにも逆効果!

手っ取り早くダイエットをするために、食事を抜いたり断食《だんじき》をしたりして、摂取カロリーを減らそうと考えたことはありませんか?

この考え方にはあまり賛成できません。確かに一時的に摂取カロリーを減らすことはできますが、結果的にこの方法ではダイエットにつながりません。食べる量を減らしているのに痩せないのです。一時的に体重が落ちるのは、内臓脂肪をはじめとする体内の脂肪が減ったのではなく、水分、筋肉、骨といった「減らしてはいけないもの」を減らしているだけなのです。

従来、肥満の原因は摂取カロリーの過多や運動不足にあると考えられてきました。

しかし、近年の研究では、「**自律神経の乱れ**」が大きな要因になっていることがわかっています。自律神経とは、心拍、呼吸、体温、血圧、消化といった生命維持に欠かせない身体機能をコントロールしている重要な体内システムで、交感神経と副交感神経の相反するふたつの機能がバランスよく働くことで、健康なカラダを維持します。

自律神経は、そうした身体機能が乱れるとバランスを崩してしまうのですが、バランスを崩すもっとも大きな原因になるのがストレスだと言われています。適度なストレスは人間にとって必要なものでもあり、過多になれば諸悪の根源とも言われるほどの悪影響を心身に及ぼします。

ストレスを軽減させる方法として簡単なのは、楽しいことをする、心地よい思いをする、嬉しいことをするという方法で副交感神経を優位にすること。したがって、食事も我慢するのではなく、規則正しく摂り、美味しいものや好きなものを楽しんで食べることでストレスが軽減されるのです。一日3食の食生活をしているとストレスが減って、腹八分目から六分目で満足できるようになります。

食事を抜いてしまうとストレスを抱えるだけでなく、腸が動かなくなるため腸管の消化・吸収力が低下してゾンビ腸を招き、血液はドロドロの状態になってしまいます。そして、ゾンビ腸は自律神経のバランスをますます乱すことになるので、この方法ではかえって肥満体質を促進してしまうのです。

ゾンビ腸対策としての食事術では、まず一日3食を楽しく食べて腹六分目の生活を続け、自律神経を整えることから始めてください。

寝起きの1杯の水がゾンビ腸を撃退する

人間のカラダは60％程度が水分で、汗や尿、肌からの蒸発によって一日に約2リットルの水分が排出されています。ですから生きている限り、その分量の水分を補給しなければなりません。体内の水分が不足すれば、血液はドロドロになり、尿が減って老廃物の排出ができなくなり、大腸内の便も硬くなるので便秘が促進され、体温調節もできなくなって、やがては生命維持に支障をきたすことになります。一般的に人間は、4～5％の水分が失われると、脱水症状を起こすと言われています。

水分は食事でも補給されるので、飲んで補給する水分量は一日に1・5リットル程度を心がけましょう。小まめな水分補給が健康維持に良いことは知られていますが、**朝、目覚めて飲むコップ一杯の水が偉大なパワーを持っている**ことは、あまり知られていません。

朝起きて、食べ物よりも先に体内へ水を入れれば胃腸を目覚めさせることができて、動いていなかった腸はぜん動運動を始め、スムーズな排便につながります。快適な排便はゾンビ腸の撃退に欠かせません。

朝は、自律神経をバランスよく働かせるために重要な時間となります。朝起きて、日光のような強い光を浴びることにより、副交感神経優位から交感神経優位へと良好なバランスチェンジが行われ、睡眠によって休止していた身体機能を活動状態へと移行させるのです。副交感神経優位はリラックスをもたらし、交感神経優位は腸の活動を含めた様々な身体機能を活性化させ、このバランスチェンジが良好に行われることで、夜になると快適な睡眠をもたらすことにもつながります。

寝起きの1杯の水は、この自律神経のバランスチェンジにも役立ってくれます。そもそも水を飲むという行為自体が、ピーンと張り詰めた緊張を和らげたり、気が立っている時には落ち着きを取り戻したりさせるパワーを持っています。このことは誰もが経験しているはずです。これは、水を飲むことで、副交感神経の働きが高められるからです。朝、無意識のうちに交感神経を優位に切り替えるタイミングで、副交感神経の働きが低下しすぎるとイライラしやすくなってしまいます。コップ一杯の水が適度なリラックスをもたらして自律神経のバランスを整え、これがゾンビ腸の撃退にさらなるパワーを与えてくれるのです。

朝食を大事にしよう！

朝、昼、夕という一日3食のうちで、**ゾンビ腸対策としてもっとも重要なのが朝食**です。一日のスタートとなる朝食には、3つの大きな効果があるからです。

まず、副交感神経の働きを高めること。

次に、全身の血流を良くすること。

最後が、気持ちに余裕が生まれること。

ゾンビ腸対策と密接な関係にある自律神経について、ここでもう少し解説しておきましょう。生命維持に欠かせない諸々の身体機能をコントロールしている自律神経は、活動時に高まる交感神経と、休んでいる時やリラックス時に高まる副交感神経が、常にどちらかが優位な状態で働いていています。自律神経を意識的にコントロールすることはできませんが、間接的にバランスを調整することは可能で、ここで重要なのが、「効果と働きは相互関係にある」ということです。

副交感神経が優位に働いてもたらす効果には、リラックスする、心拍や呼吸といった身体機能を穏やかにする、ストレスを軽減する、消化・吸収機能を高めるといったことがあります。ですから、副交感神経の働きを高めようと思ったら、意識的にリラックスする、深呼吸や有酸素運動などで心拍や呼吸を穏やかに整える、意識的にストレスを軽減するといった方法とともに、胃腸の活動を活性化して消化・吸収機能を高めるという手段が考えられるのです。

朝食を摂ると、胃腸の働きが活性化し、腸の内容物を移動させる「ぜん動運動」も活性化します。腸のぜん動運動は副交感神経に直結していると言われており、朝起きて物を食べるという行為によって必要以上に下がりがちな副交感神経の働きを穏やかに高めてくれるのです。また、美味しいという感情が生まれることによって、ストレスが軽減されます。過剰なストレスはゾンビ腸を増長させてしまいますから、日頃からストレス軽減を心がけることはゾンビ腸対策の必須事項でもあります。

消化・吸収という身体機能において、腸の次に働きを活性化させるのが肝臓です。肝臓には何千ともいわれる酵素を使って栄養素の分解や合成をする、胆汁を生成・分泌させて消化・吸収を助けるといった働きがあり、そうした機能を活性化するためには臓器に多くの血液を取り込んで酸素と栄養を補給しなければなりません。体内の血液は血管によってつながっていますから、肝臓で多くの血液が必要とされれば心臓というポンプによって新鮮な血液が全身の細胞を巡ることになり、結果として全身の血流が良くなるのです。心臓からの血流は脳細胞に酸素を運ぶことにもなりますから、全身の血流が良くなれば脳が活性化して、朝だからといってぼーっとするようなことはなくなり、午前中から積極的に仕事と向き合うことができるようになります。こうした状態を考えれば、血流を良くすることがゾンビ腸対策として効果的であることは、言わずもがなでしょう。

朝食を摂ることで気持ちに余裕が生まることも、ゾンビ腸対策に大きな効果をもたらします。出勤前に、朝からのんびりと食事の時間をとるのは難しいと思われるかもしれませんが、10分から15分でいいのですから、難しく考えることはありません。一日24時間のうちのたった15分です。朝からレストランのようなフルコースという人でなければ、和食でも洋食でも15分あれば落ち着いて食事はできるでしょう。落ち着いて食事をすることで気持ちに余裕が生まれ、この余裕は自律神経のバランスを整えることにつながります。精神（メンタル）とカラダ（フィジカル）とは切っても切れない関係にあるものですから、精神状態が良好であればこそ、カラダも健康を維持することができるのです。朝食で気持ちに余裕を生んで一日をスタートさせることができれば、イライラや緊張によるストレス過多も防ぐことができて、ゾンビ腸対策にもなるわけです。

さらにもう一点、朝食がゾンビ腸対策として効果的な理由として、時計遺伝子を活性化させるということが挙げられます。みなさんも「体内時計」という言葉を聞いたことがあるでしょう。この体内時計をコントロールしているのが時計遺伝子と呼ばれる遺伝子。人間のカラダは一日のリズムを刻んでおり、体内で行われる生成や分泌といった機能のコントロールに役立っています。たとえば、睡眠ホルモンと呼ばれるメラトニンは、朝起きて太陽光のような強い光が目に入ってから14～16時間後に脳内で分泌されて心身をリラックスモードに移行させます。

生体維持に欠かせない体内時計ですが、個人差はあるものの、その周期は地球の自転周期より1時間ほど長い25時間程度とされています。ですから、そのまま生活を続ければ一日に1時間程度のズレが生じてしまうこととなり、この現象を解消するのが、朝、光を浴びることと食事をすることなのです。長い睡眠の後に光を浴びて食事をすることによって体内時計を活性化させると同時に、毎日リセットしているわけです。

食事は朝昼夕で量のバランスをとろう

朝、昼、夕と一日3回の食事をストレスなく楽しんで食べることが、ゾンビ腸対策の食事術であることはすでに解説しました。ここではさらに効果を高める食事の「量」と「時間」について考えてみましょう。

ゾンビ腸対策に限らず、心身ともに健康を維持するための三食の量は、**朝4：昼2：夕4**という配分がベストとされています。朝食はしっかりと食べて身体を活性化させ、午前中のパフォーマンスをアップし、昼は軽めにして午後のパフォーマンス低下を防ぎ、夕食は時間をかけて好きなものを食べて一日を楽しく締めくくるのです。

そうは言っても、理想の配分を毎日実行することは難しいのが現状でしょう。朝食であまり量が食べられない場合には、朝3：昼3：夕4と昼の割合を増やす配分。朝も昼もしっかりと食べたい場合には、朝4：昼3：夕3と夕食を少し軽くします。

時間的なことでは、食べた物が小腸を通り過ぎるのに5時間程度かかるので、朝食と昼食、昼食と夕食の間はそれくらいの時間を空けるのがベスト。夕食は午後9時前に済ませて、その後は何も物を食べないということも、快適な睡眠や体内時計の活性化に効果を上げますから、ゾンビ腸対策には有効です。夕食がどうしても午後9時を過ぎてしまう場合には、朝4：昼2：夕2とごく軽めにして、腹六分か七分に抑えることが、できるだけ快適な睡眠を妨げない秘策です。

量では朝食がポイントとなり、時間では夕食をとる時刻がポイントとなります。**朝はできるだけしっかりと食べて、夕食は何を食べてもいいけれど、午後9時前に終わらせる。**この2点を意識するだけで、無理なダイエットをすることなく体重の維持が可能となり、ひいては腸内環境を良くしてゾンビ腸対策につながるのです。

自律神経のバランスを意識的に変えることはできませんし、ストレスを軽減するためにメンタルを意識して変えることは、修行僧でもない限り至難の技だと言えます。しかし、生活習慣を変えることによって、自律神経を整えたり、ストレスを軽減したりして心身ともに健康を維持することは可能です。運動習慣や睡眠習慣なども意識的に変えることができますが、もっとも簡単にできるのが食習慣の正常化なのです。人間は食べなければ生きていけないのですから、どうせ食べるのなら毎日楽しく食べて健康になりましょう。

バナナ1本で快適な朝をスタート

ゾンビ腸対策として重要な意味を持つ朝食。時間がない、食欲がわかないからと抜いてしまえば、活動のスイッチがオフのまま一日を始めることになります。朝は、リラックスモードから活動モードへと自律神経のシフトが行われる時。そのトリガー(きっかけ)となるのは、太陽光のような強い光を目に入れることと、胃腸の働きを活性化させることなのです。朝、何も食べなければ、昼食を摂るまでは腸のぜん動運動も活性化せず、結果として自律神経のバランスを崩し、便秘や肥満、糖尿病など生活習慣病のリスクを高めることになってしまいます。朝食を抜いて昼食を摂ると、血糖値の急激な上昇を招くのです。これではゾンビ腸を育成しているようなもの。

朝食を食べない生活を続けてきた人は、朝はしっかり食べろと言われても、食習慣を急に変えるのは難しいかもしれません。そういう場合は、**寝起きの水を1杯飲んだ後に、バナナを1本食べることから始めてみましょう**。手軽に用意できて食べるのも簡単なバナナには、腸内環境を整えるオリゴ糖や食物繊維が豊富で、カリウムやマグネシウムをはじめとするミネラルも多く含まれています。とくにバナナには短鎖脂肪酸を供給し、善玉菌を増殖するとされるレジスタントスターチ（難消化性デンプン）を含むため、腸内環境を整える効果が期待できます。

しばらくバナナ1本の朝食を続けてみると、多くの人が便通が改善されるだけでなく、総体的に体調が良くなったと実感するはずです。これは、自律神経のシフトがうまく行われるようになったことで、いろいろな身体機能が改善されるからです。10分か15分、朝の時間に余裕が持てるようになったら、簡単なメニューにトライしてみましょう。自律神経のバランス改善にはストレスの軽減が重要ですから、楽しみながら朝食を用意して、美味しく食べることが大事です。

バナナの次のステップでは、ヨーグルトに刻んだナッツ、グラノーラ、ドライフルーツをのせてはちみつをかけた「グラノーラヨーグルト」がおすすめです。簡単に用意できて、ゾンビ腸を撃退する栄養が豊富で、オシャレなイメージの朝食で気分も上がります。ヨーグルトは何を選ぼうか、グラノーラはどこの何という製品が良いか、はちみつは流行のマヌカハニーを使ってみようかなどと、楽しみの幅も広がり、ストレスフリーな一日のスタートを切ることができることでしょう。

朝の快便を促すオイル

朝の快適な排便は、ゾンビ腸対策の重要ポイントで、そのために習慣化したいのが、**夕食前や就寝前にスプーン一杯のオイルを口に入れる**こと。大腸まで届いた脂質は腸内で潤滑油の役割を果たしてくれて、便が出やすくなります。毎日のことですから、ここで口に入れるオイルは、オメガ3系のエゴマ油やアマニ油、抗酸化作用の高いエキストラヴァージンオリーブオイルをやはり選びたいものです。これらのオイルは酸化しやすいので、冷暗所で密閉保管することを忘れずに。

脂質は、体内に入るとコレステロールや中性脂肪を増やしてしまう、「悪いもの」というイメージが強くありませんか？　糖質、たんぱく質とともに三大栄養素のひとつである脂質は、実は人体にとって必要なものなのです。

嫌われ者にされがちな「コレステロール」は体内脂質の一種で、細胞膜の材料やホルモンの材料となる生命維持に欠かせない物質です。「ＬＤＬ」がコレステロールを肝臓から全身の細胞に届ける働きをするのに対して、「ＨＤＬ」は余ったコレステロールを血管の壁などから回収して肝臓に届ける働きがあるため、悪玉、善玉などと呼ばれているのですが、どちらもカラダにとっては欠かせません。問題は、そのバランスにあります。

コレステロール過多になりがちな現代の食生活では、余分なLDLを減らしてHDLを増やすことが健康の秘訣とされており、ゾンビ腸対策のポイントでもあります。

脂質の主成分である脂肪酸は、動物性脂肪に多く含まれる「飽和脂肪酸」と植物油に多く含まれる「不飽和脂肪酸」に分かれ、不飽和脂肪酸は、「オメガ3系」「オメガ6系」「オメガ9系」に分類されます。この中でLDLを減らしてHDLを増やしてくれるのが「オメガ3系」。α―リノレン酸が多く含まれるエゴマ油やアマニ油、DHA（ドコサヘキサエン酸）やEPA（エイコサペンタエン酸）が多く含まれる青魚の魚油などです。「オメガ9系」は、HDLを減らさずにLDLを減らす働きがあり、その代表がオレイン酸を多く含むオリーブオイル。リノール酸を多く含むサラダ油を代表とする「オメガ6系」もLDLを減らしますが、HDLまで減らしてしまう作用があります。ですから、抗酸化作用も高いオメガ3系の油を積極的に摂取することが、体内に余分な脂肪の蓄積を抑えて活性酸素を減らす食生活につながるのです。

メニューに迷ったら和食を選ぼう！

繰り返しますが、ゾンビ腸対策の食生活で意識して摂りたい成分は、「食物繊維」「発酵食品」「抗酸化成分」の3つ。それぞれの腸における働きをまとめてみると、食物繊維は腸内を掃除してくれるだけでなく、善玉菌のエサになって腸内環境を改善し、発酵食品は善玉菌を増やして腸内フローラの状態を改善、抗酸化成分は活性酸素によってもたらされる腸内酸化のストレスを軽減します。

この3つの成分を無理なく摂取できて、しかも美味しくて、つくるのも食べるのも楽しめるのが「**和食**」です。一汁三菜を基本とする和食は、腸内環境を整えてくれるだけにとどまらず、消化・吸収がスムーズになって新陳代謝が高まり、自律神経のバランスを整え、免疫力もアップ、さらには美肌や美髪にも効果的で、ダイエットやエイジングケアにも有効なのですから、世界で人気を得ていることも納得できます。

ここでは代表的な和食の食材やメニューがもたらす効果を紹介しましょう。

みそや醤油は発酵食品としてゾンビ腸に有効なだけでなく、発酵の過程で糖とアミノ酸やたんぱく質が反応して起こる「褐変《かっぺん》」という化学変化でメラノイジンという褐色素が生まれます。このメラノイジンには強力な抗酸化作用が認められています。

納豆は、六大栄養素をバランスよく含むスーパーフードです。原料である大豆はそれ自体が栄養豊富な食材であり、豆類には不溶性を主体とする食物繊維も豊富ですが、みそ同様、納豆も発酵させることによってさらに栄養価が高まっています。強力な抗酸化作用を持つ大豆イソフラボンやサポニン、脂質の一種でコレステロールのバランスを整えるレシチンといった成分も見逃せません。

漬物には、塩漬け、ぬか漬け、みそ漬け、醤油漬け、麹漬けなど、地域ごとにいろいろなものがありますが、ここでは発酵の過程を経たものというくくりで取り上げます。原料となる野菜には食物繊維が豊富に含まれ、抗酸化成分を含むものも多く、発酵の過程でできる色素によって、さらに抗酸化作用が高まっています。

お米は、できれば栄養豊富な玄米を食べましょう。玄米の食物繊維は白米の約6倍にもなり、ビタミンやミネラルが豊富で、フェノールやフラボノイドという抗酸化成分も含まれているため、「完全食」と呼ばれるほど栄養価が高いのです。白米に慣れた現代人にとって、玄米は食べにくいと思われがちですが、よく嚙んで味わって食べてみると美味しくいただけます。咀嚼《そしゃく》の効果も高まるので、自律神経の安定にもつながります。それでも玄米が食べづらいと感じる人は、まず玄米と白米を1：2で食べてみてください。糠《ぬか》層を3割5割取り去り、胚芽を残した「三分づき米」や「五分づき米」を試してみるのもいいでしょう。

和食の代表的な食材には魚類もあります。ゾンビ腸対策の観点からはサバ、イワシ、アジ、サンマなどの青魚類をおすすめします。青魚には、オメガ3系の脂質であるDHAとEPAが豊富に含まれているため、血中のLDLを減らしてHDLを増やすコレステロール状況の改善や、中性脂肪を減らす効果があるのです。良質なたんぱく質と脂質が豊富ですから、ほかの発酵食品や抗酸化成分と組み合わせれば強力な健康食品となります。青魚以外では、朝食メニューでおなじみの鮭もDHAとEPAを多く含み、赤い色素であるアスタキサンチンには高い抗酸化作用がありますから、ゾンビ腸対策の強い味方になります。

大根は和食に欠かせない野菜で、生では漬物や大根おろし、煮物や鍋類の素材、乾燥させた切り干し大根などで食べられています。大根は食物繊維が豊富で、ビタミンCやビタミンB群の葉酸、ミネラルのカリウムやカルシウムなども多く含む健康食品。

さらに緑黄色野菜に分類される葉にはβ－カロテン（ビタミンA）や多量のビタミンCが含まれており、これらの成分は両方とも強力な抗酸化成分です。大根を効果的に食べるコツは、栄養素が豊富な皮と葉を捨てずに食べることです。皮や葉も漬物にしたり、みそ汁に入れたりして発酵食品と組み合わせ、美味しくいただきましょう。

昆布やワカメ、ヒジキ、メカブといった海藻類も、和食とは切っても切れない関係にあります。海藻類には水溶性食物繊維が豊富で、ネバネバの成分でもあるフコダインやアルギン酸には、強力な抗酸化作用や免疫作用が認められています。発酵食品と組み合わせれば無敵の健康食となり、ゾンビ腸撃退の先鋒となって活躍してくれます。朝食の友である焼き海苔は、体積の3分の1が食物繊維で、ビタミンCやEPAも豊富です。

こうして、和食でおなじみの食材やメニューは、どれもゾンビ腸対策の強い味方ですから、自炊でも外食でも**メニューに迷ったら和食を選んでおけば間違いありません。**唯一、注意したいのは、塩分の摂りすぎ。みそや醤油などは使いすぎないよう心がけ、漬物も適量を超えないようにして、美味しく和食を楽しみましょう。

「ゾンビ腸」に染みわたる最強のみそ汁

和食の大スター、「みそ」にフォーカスしてみましょう。みそと、昆布や鰹節などの出汁《だし》、そして様々な具材を組み合わせるみそ汁は、「食物繊維」「発酵食品」「抗酸化成分」をひと椀で摂ることができて、一汁三菜の脇役にまわることも、主役を張ることもできる優れた料理です。

簡単につくることができてバリエーション豊かなことも、みそ汁の特長。ここでは、ゾンビ腸対策に最適なみそ汁をひとつ紹介しましょう。

普段から料理をしない人は、出汁をとることが面倒なことだと思っている人が多いのですが、決してそんなことはありません。今は、適量の鰹節や鯖節、煮干しなどが布パックに入った「出汁パック」が簡単に購入できますから、好きなタイプの出汁パックを買ってきて、雪平鍋などで、パッケージに書いてある量のお湯か水とパックを入れて3分もすれば、美味しい出汁がとれます。どうしても面倒なときには粉末の出汁を使ってもよいのですが、やはり味も香りも栄養も出汁パックにはかないません。

和食の基本ともいわれる出汁がとれたら、具材を投入して煮ます。豆腐、ワカメ、ネギ、大根、ニンジン、ジャガイモ、タマネギといったおなじみの具材からその日の気分で好きなものを選べば良いのですが、ゾンビ腸対策には、オクラやゴボウ、里芋、サツマイモなどもおすすめです。多くの野菜と豚肉を入れた豚汁にすれば、動物性たんぱく質も摂取できて、もうそれで立派な一品の料理として成立してしまいます。食欲がなくて朝食に手が出ない時には、納豆やメカブを入れてスルスルと喉を通りやすくすれば、みそ汁だけでも朝のゾンビ腸対策ができます。

みそは日本中各地で特色がありますから、生まれ育った土地のみそがいちばん好きだと言う人が多いでしょう。でも、あえて違うみそを使ってみると新たな美味しさと出合うことができるかもしれません。赤みそが日常的な人だったら白みそを使ってみるとか、いろいろなみそをブレンドしてみるという高度な楽しみ方もあります。ゾンビ腸対策のおすすめレシピは、赤みそ80グラム、白みそ80グラム、おろしタマネギ150グラム、リンゴ酢大さじ1の割合で混ぜた特製みそ。オクラやゴボウの具を加えれば、自律神経を整える効果も高い最強みそ汁が出来上がります。

たんぱく質の摂り方に注意！

ゾンビ腸対策のひとつとして「良質なたんぱく質と良質な脂質」の摂取があります。ここでは「良質なたんぱく質」にフォーカスしてみましょう。

三大栄養素のひとつであるたんぱく質は、骨、筋肉、内臓、爪、毛髪といったカラダのあらゆる組織をつくる材料となり、身体機能を調整するホルモン、酵素、神経伝達物質などの材料にもなります。よく、「コラーゲンを食べたら肌がツルツルになった」などといわれますが、あれはコラーゲンが肌に届くのではありません。たんぱく質の一種であるコラーゲンが体内でアミノ酸に分解され、それが身体組織をつくる材料となっているのです。

人体に存在するたんぱく質は10万種類にも及ぶとされ、それらはすべて20種類のアミノ酸から構成されています。20種のうち11種類は体内で合成することができますが、9種類は食事から摂取しなければならず、前者を「非必須アミノ酸」、後者を「必須アミノ酸」と呼びます。

食事で摂取するたんぱく質には動物性と植物性があり、必須アミノ酸は、肉類や魚類、卵などの動物性たんぱく質に豊富に含まれています。大豆や小麦などの植物性たんぱく質から合成分解されるアミノ酸だけでは、必須アミノ酸が不足してしまいます。カラダへの吸収が早いことも動物性たんぱく質の特長。肉を食べると、やる気やエネルギーがわいてくるといわれるのも、根拠のないことではありません。20種類のアミノ酸がバランスよく合成・分解されれば自律神経の原料も増えますから、ゾンビ腸対策に欠かせない自律神経のバランスも整えることができるのです。

不足しがちな必須アミノ酸を多く含んだ動物性食品は、積極的に摂取したいものですが、脂質が多くなりがちであるところに注意しなければいけません。

良質な脂質であるオメガ3系のＤＨＡやＥＰＡを多く含む魚類は良いとしても、肉類の脂身はできるだけ避けて、赤身肉や鶏のムネ肉などを食べるようにすれば良質なたんぱく質を摂取することができます。また、動物性脂肪に多い飽和脂肪酸は、血液中のＬＤＬや中性脂肪を増やしてしまいます。ＬＤＬが活性酸素と結びついて酸化すると動脈硬化を引き起こす原因になりますから、動物性食品がメインの食事をするときには、抗酸化食品を一緒に食べるようにしましょう。

減らすべきは肉ではなく炭水化物

ゾンビ腸対策とダイエットは、とても深い関係にあります。腸内環境が整っていれば、無理なことをせずに、健康的なダイエットで大きな効果を上げられます。ゾンビ腸対策にもつながる健康的なダイエットでは、食事の回数や時間、栄養のバランスも大切ですが、とくに気をつかいたいのは、**「糖質の摂り方」**です。

三大栄養素のひとつである「糖質」は、体内に入るとブドウ糖に分解されて小腸から吸収され、血液に混ざると全身のエネルギー源として運ばれます。血液中の糖質の量が増えると、すい臓からインスリンというホルモンが分泌されて血糖値を下げようとします。インスリンは、増えたブドウ糖を筋肉に取り込んでエネルギー源として使い、グリコーゲンという糖にして筋肉や肝臓に蓄え、余ったものは中性脂肪として脂肪細胞に蓄積されていきます。問題は、筋肉や肝臓に蓄えられるグリコーゲンの量がとても少ないことで、過剰になりがちな糖質は、どんどん中性脂肪として体内にたまってしまうのです。中性脂肪が多くなるとＬＤＬも増加しますから、腸をゾンビ化させることにつながってしまいます。

三大栄養素は、すべてエネルギー源になり、糖質は燃焼しやすいためにすぐに使えるエネルギー、脂質は熱効率の高いメインのエネルギー、たんぱく質は糖質が不足したときの非常用エネルギーや、糖質や脂質が小腸で吸収される際の、限られたエネルギー源になるという特性があります。糖質は、運動を始めて脂肪が燃焼を始めるまでや、瞬間的なパワーを必要とする無酸素運動では使われますが、エネルギー源としての用途は限られており、しかもエネルギー源以外にあまり働きがないという、体内で余りやすい物質なのです。

炭水化物は、糖質と食物繊維から成り立っていますから、ごはんやパン、麺類などを主食とする食生活では過剰摂取になりやすいために、「糖質制限」が注目されました。ですから、ゾンビ腸対策としての食事や、健康的なダイエットでは、たんぱく質や良質な脂質を減らさずに、糖質の摂取を減らすことが重要なポイント。しかし、すべての炭水化物を抜いてしまうと、筋肉や肝臓のグリコーゲンが不足してしまい、肝臓に負担がかかります。三食の中でバランスをとり、食事の時は野菜から食べてたんぱく質でお腹を満たし、炭水化物の量を減らすのもコツです。

適度な間食が腸の働きを促進する

「間食」は、健康に悪いことというイメージがありませんか？

実は、いくつかのルールさえ守れば、間食しても痩せられますし、さらにはゾンビ腸解消にもなります。そのルールとは次の5点。

①朝食、昼食、夕食は、腹五～七分目にすること。
②間食はだらだらと食べ続けないこと。
③できるだけ糖質は摂らないこと。
④卵や乳製品などで良質なたんぱく質を摂ること。
⑤間食は食物繊維の多いものを選ぶこと。

まず、間食を摂る前提で、三食の食事は多くても腹七分目に抑えて、胃腸の負担を軽くしましょう。「10時のおやつ」「3時のおやつ」と言われるように、朝食と昼食の間と、昼食と夕食の間に軽食を摂ることは、昔からある習慣です。これは、活動する昼間のエネルギー補給という意味もあるのですが、腸内環境と自律神経のバランスを整える効果が高い、理にかなった食習慣なのです。食事と食事の間隔を短くして常に腸を動かしておくと、ぜん動運動も活発になり、副交感神経の働きを高めることができます。ぜん動運動が活発な状態では、ごはんを食べても栄養素が脂肪になりにくいため、習慣化すれば「自然に痩せる」秘訣となるわけです。だからと言って、スナック菓子をだらだらと食べ続けるような食べ方は、逆に交感神経を高めてしまい、太る原因になってしまいます。

10時や3時の「おやつ」として適しているのは、良質なたんぱく質と脂質を多く含んだ軽い食べ物。さらに、「食物繊維」「発酵食品」「抗酸化成分」の3つを意識すれば、最強の間食となります。集中力が落ちてきたときに脳を活性化する間食は、脳神経の材料となるオメガ3系脂肪酸が多いナッツ類や魚肉ソーセージなど、目が疲れたときには、目の網膜や角膜、粘膜の機能を保持し、視力を改善してくれるビタミンAを多く含むゆで卵や、ヨーグルト、チーズなどの乳製品。栄養価が高く、食物繊維が豊富なドライフルーツや、ポリフェノールが豊富なチョコレートも適しています。血糖値を急上昇させ、中性脂肪として体内に残りやすい糖質はできるだけ摂らないようにしたいものですが、間食も「楽しく美味しく」が基本です。

手軽で美味しく腸にも良いドライフルーツ

間食で甘いものが欲しくなるのは、脳がストレスに対処しようとしていることが理由のひとつ。甘いという味覚を感じると、脳内で「幸せホルモン」と呼ばれる3つの神経伝達物質が分泌されます。集中や積極性をもたらす「ノルアドレナリン」、快楽や意欲をもたらす「ドーパミン」、これら2つの暴走を抑制する「セロトニン」です。ノルアドレナリンが過剰になると攻撃的になったりパニックにおちいったりし、ドーパミンが過剰になれば過食や依存症の原因になるので、セロトニンがバランスをとって幸福感やリラックスをもたらします。甘いものを食べすぎると過食や依存症を起こすのは、セロトニンの量が少ないために、このバランスが崩れてしまうからなのです。

脳内で幸せホルモンをバランスよく働かせることができて、さらにゾンビ腸対策としても理想的な間食であるドライフルーツは、乾燥させたことによって甘味が凝縮され、食物繊維をたっぷり含んでいます。ビタミン、ミネラル、鉄分といった栄養素や抗酸化成分も豊富ですから、疲労回復や免疫力アップにも役立ちます。

ゾンビ腸対策として効果が高く、免疫力も強化できるドライフルーツをいくつか紹介しましょう。アンズは不足しがちな水溶性食物繊維を多く含み、体内でビタミンAになる抗酸化成分β-カロテンも豊富。プルーンも水溶性食物繊維が多く、カロリーが低いので間食には適しています。

ブルーベリーは、ドライフルーツの中で食物繊維をもっとも多く含み、ポリフェノールの一種であるアントシアニンも豊富ですから、抗酸化作用が高く目の疲れに効果的。仕事の合間に摂る間食としておすすめです。

ドライフルーツの代表ともいえるレーズンは、鉄分が多いので貧血予防になり、むくみを予防するカリウムやカルシウムなどのミネラルも豊富。

同じく代表的なドライフルーツであるマンゴーは、β-カロテン、ビタミンB群、ビタミンEなどが豊富。

1個で一日分の食物繊維を補うことができる干し柿や、赤血球の合成を助ける葉酸が豊富なナツメなどもおすすめです。

手軽に入手できてそのまま食べられるドライフルーツですが、乾燥によって凝縮されているだけに糖質やカリウムの過剰摂取には気をつけなければなりません。

食事の量は満腹にならないように抑える

お腹いっぱいになるまで食べれば、胃腸の負担が大きくなります。毎日満腹になるまで食べる生活をしていれば、胃腸の働きが間に合わなくなって消化・吸収機能に問題をきたすことは容易に想像できます。

10代20代のころは、多少の不摂生や食べすぎをしてもカラダがリカバリーしてくれます。しかし、40代にもなると副交感神経の働きが低下していますから、不摂生や食べすぎはゾンビ腸を招き、心身のパフォーマンスの衰えや、メタボによる外見の老化など、心身のダメージを残すようになります。慢性的な胸焼け、胃もたれ、便秘や下痢、体重の増加といった症状が出てくると危険信号。

中年と呼ばれる時期を迎えたら、満腹まで食べる習慣は捨てましょう。**「腹八分目」よりも胃腸の負担が少ない「腹六分目」を意識するようにします**。これも、ここだけ抜き出して考えると、とてもストイックなことをしなければいけないイメージがあるかもしれませんが、この章で読んできたことを思い出してください。朝食は抜かずに一日3食を食べて、間食もOK。朝食や昼食を「腹六分目」という感触で抑えていても、2~3時間後には間食を楽しむことができるのですから、それほどつらいことはないはずです。「腹六分目」を続けることによって胃腸は楽になり、脳も満足感を得るようになっていきます。

問題は夕食ということになるでしょう。「寝る前の3時間は物を食べない」という習慣は、とくにお酒が好きな人にとっては努力が必要なケースが多いかもしれません。食事同様、お酒の飲み方も若いころのままでは、カラダに残すダメージが大きくなっていきます。ゾンビ腸対策を始めるにあたって良い機会ととらえ、断酒とはいわずに夜の「ダラダラ飲み」をやめてみませんか。しばらくしたら、腸内環境が良くなって、自律神経のバランスが整ってきたことが実感できるでしょう。過剰な飲酒がストレスになっていたこともわかるはず。

「腹六分目」「寝る前3時間は食べない」ことを実践すると、ベストな体型と体重をキープできるようになります。会食などでそのルールが守れないときは、その日や翌日の食事でバランスをとればいいのです。ここで大事なのは、朝食や昼食を抜かないこと。量を減らしても、食べる習慣を変えないようにします。

ゆっくり噛むと何が良いの？

ゆっくり噛んで、味わって食べることは、ゾンビ腸撃退に大きな効果を生みます。早食いをすると、脳の肥満中枢が満腹だと認識する前に食べすぎてしまい、その結果、大食いになってしまいます。よく噛まずに飲み込むようにして早食いをすれば、交感神経が過剰に活性化してしまうことも大きなデメリットです。副交感神経の働きが低下すると腸が動かなくなり、消化・吸収機能も低下するので、余ったエネルギーがそのまま体脂肪になってしまうのです。

若いうちは多少の早食いや大食いをしても、自律神経のバランスを保てるのでリカバリーできるのですが、一般的に男性は30歳、女性は40歳を境にして、副交感神経の働きが急激に低下します。年齢を重ねれば重ねるほど、この傾向は強くなり、肥満やメタボが増える原因にもなっています。「**よく噛んで食べる**」ことには、血糖値の上昇をゆるやかにする効果もあるのです。

ゆっくり噛んで食べると、腸が動くことで副交感神経の働きが高まり、副交感神経が活性化すると消化・吸収機能が高まるという相乗効果が生まれるのですが、顔の表情筋がゆるむことも副交感神経と大きく関係しています。落ち着いてゆっくり、よく噛んで食事をすれば、顔の表情は柔和になることでしょう。人間の顔は多くの筋肉が組み合わされて表情をつくりだしており、それらの筋肉は「表情筋」という総称で呼ばれます。「笑顔がもたらすパワー」は対外的な人間関係にとどまらず、ストレス軽減にも大きな効果があることはよく知られています。これは表情筋の動きを脳が察知して笑顔になっていることを認識するから。つくり笑顔でも、意識的に広角を上げるだけでも、この「笑顔効果」が生まれるのは、脳が「今、自分は笑顔＝柔和な精神状態」と判断するからなのです。ゆっくり噛んで食事をして柔和な表情になることは、脳に笑顔と同様の効果をもたらしてくれるのです。

さらに、咀嚼が生む好影響も見逃せません。噛むことは、人間が唯一意識してできる消化活動であり、身体機能のセンサーにもなっています。咀嚼を続けることで、唾液からは幸せホルモンの一種であるオキシトシンの分泌が高まり、食べた物の分解を助けるアミラーゼという消化酵素も放出されます。

ゆっくり噛んで食べるだけで、ゾンビ腸対策にはこれほどの効果が生まれるのです。

ガムを噛むだけで脳が活性化する？

咀嚼が心身に与える効果を最大限に利用するのが、「**ガムを噛む**」という方法です。ゆっくり噛んで食べることは、副交感神経の働きを高めて、消化・吸収機能を活性化させるのですが、ガムを噛むことには、脳の血流を増やして脳機能を活性化させる効果があります。

咀嚼運動には、速く続ければ交感神経が高まり、ゆっくり続ければ副交感神経が高まるという効果が認められています。これは、自分の精神状態や身体機能に応じて、バランスを整えることができるということ。メジャーリーグの野球選手たちが試合中にガムを噛むのは、自律神経のバランスを整えてパフォーマンスを最大限にアップさせるためなのです。休んでいたカラダを戦闘状態へシフトさせるのは交感神経の働きですが、交感神経が過剰に働くとカラダは緊張状態になり、血管がギュッと収縮するために血流が悪化。筋肉や脳が緊張状態になって血流が悪化すると酸素や栄養素が不足し、老廃物の排出もできなくなり、脳がこの状態を察知して疲労感を起こします。

こうした緊張を解消するためには、副交感神経の働きを高める必要があります。

副交感神経を高めるためには、どのくらいのスピードで咀嚼を続ければ良いのでしょう。個人差があるので一概には言えませんが、続けていて心地よいリズムが適しています。ここで重要なのは、一定のリズムで続けるということ。母親のお腹の中にいる胎児は、母親の心音を聴いて育つために、人間は一定のリズムに心地よさを感じるのだと言われています。自律神経に関する実験では、ガムを噛むと、深い睡眠や瞑想状態のときに現れる脳のアルファ波が増加するという結果が出ており、これは一定のリズムを刻む咀嚼によって脳が緊張状態から解放され、心身ともにリラックス状態へとシフトしていることを表しています。

ガムを噛むことによって脳の血流が増え、脳機能が活性化すると、リラックスできる、ストレスが軽減されるといった効果以外にも、記憶力がアップする、幸せホルモンの一種であるセロトニンの分泌も増えるといった効果が望めます。ガムを噛むタイミングとしては、通勤途中や仕事中の気分転換、10時や3時のちょっとした間食タイムなどが良いでしょう。これが、脳や自律神経と密接な関係にある腸にも活性化をもたらすことは、言うまでもありません。

腸の冷えには一杯のホットコーヒー

昔から、冷えは健康の大敵とされていますが、腸にとってもそれは同じ。腸を冷やすと血行不良やぜん動運動の低下を招き、腸内の悪玉菌を増やしてしまい、ゾンビ腸を増長させることになります。ゾンビ腸対策として、朝に飲む一杯の水以外は、できるだけ冷たい飲み物を摂らないということも大切です。

冷え対策として、また冷えてしまった腸の改善策として適しているのが**「一杯のホットコーヒー」**です。コーヒーや紅茶、緑茶などに含まれるカフェインには、交感神経の働きを高めて、眠気を解消する、末梢血管を拡張させて血流を良くする、ストレスを軽減する、沈んだ気持ちを上げてくれるといった効果があります。ホットコーヒーは、全身の血流を改善する効果があると同時に、腸を温めることも期待できますから、ぜん動運動を活性化することができて、腸内環境の改善や便秘の解消などゾンビ腸撃退に一役買うのです。

アメリカ、ハーバード大学の研究では、コーヒーには幸せホルモンのセロトニンや、集中力や意欲を高めるドーパミンといった神経伝達物質の分泌を増やす「抗うつ効果」があるという結果が出ています。コーヒーを毎日飲む人には、うつ病患者が少ないという発表もあり、毎日コーヒーを2～4杯飲む成人に、男女ともに自殺リスクが半減したという報告もあります。幸福感に関わるセロトニンなどの幸福物質は、95％が腸粘膜から分泌されていることから、いかに腸内環境が心身の健康に大きな影響を与えるかということがわかるでしょう。

メンタルヘルスにも多大な効果があるとされるホットコーヒーですが、飲みすぎには注意しなければいけません。フィンランドで行われた調査では、一日に8杯以上飲む人は、自殺リスクが増加したという報告もあります。一日に濃すぎないホットコーヒーを2～4杯というのが適量でしょう。

飲むタイミングとしておすすめなのは、昼休憩の後半。昼食を済ませてホットコーヒーを飲んだら、15分程度の軽い昼寝をするのです。デスクに伏せた状態や静かな場所で目を閉じて、脳を休ませましょう。20分程度でカフェインの効果が出てきますから、午後の仕事を気持ちよく始められます。就寝前の3時間は避けるのがゾンビ腸対策の鉄則です。

夕食は睡眠の3時間前までに

朝食や昼食は毎日同じ時刻に摂るという人でも、夕食の時刻はズレが出てくるもの。仕事をしていれば夕食のタイミングや内容は不規則になりがちで、それが自律神経のバランスを乱してゾンビ腸を増長させる原因になっているケースは少なくありません。何を食べても、どこで食べても、遅くても**就寝の3時間前には夕食を終える**というルールをつくりましょう。

食べるという行為は、噛む、飲み込むという動作が交感神経を優位にするため、基本的に交感神経が支配しています。だからこそ、一定のリズムでゆっくりと咀嚼をすることで、副交感神経の働きを高める意味があるわけです。食事を終えたころに始まる消化・吸収は、副交感神経が支配するので、食事から食後にかけては自律神経がシフトされるタイミングであり、このシフトがうまく行われないと消化・吸収機能が低下し、睡眠の質も落とすことになってしまいます。言ってみれば、カラダが興奮状態のまま寝るようなものですから、浅い睡眠と覚醒を繰り返すことになり、翌朝の目覚めはすっきりしません。副交感神経の働きが不十分であるために、満足な消化・吸収もできず、余分な栄養が脂肪になって蓄えられてしまいます。

朝、自律神経のシフトがしっかりと行われることがゾンビ腸対策では重要ですが、同時に、夜に行われる逆のシフトもまた重要です。快適な睡眠時間とは、個人差があるものの、おおむね7時間半程度と言われています。前述のように人間の睡眠は、カラダが眠っていても脳は活動しているレム睡眠と、脳も眠っているノンレム睡眠がワンセット90分程度で交互に繰り返されています。レム睡眠とはまぶたの中で目玉がグリグリと動いている状態。2回目、3回目と回数を重ねることで深くなるため、眠りについて90分程度で訪れるレム睡眠はまだ眠りが浅いのです。寝る前に自律神経のシフトが良好に行われないと、最初のレム睡眠が訪れる約90分後に目を覚ましてしまうことになり、また1回目のサイクルから始めることになってしまいます。1回目2回目のレム睡眠では目覚めないようにすることが、快眠とゾンビ腸撃退のコツなのです。

睡眠中は副交感神経が優位にはなるものの、脳はカラダを休ませようとしますから、消化・吸収機能は起きている状態ほど働きません。ですから食後、まだ起きている間に消化・吸収を活性化させることが大事なのです。

食べてすぐ寝るのは「ゾンビ腸」の始まり

昔から「食べてすぐ寝ると牛になる」と言われてきたのは、食後から寝るまでの時間が短いと太るからです。食事中は交感神経が優位になっており、その後、副交感神経優位へとシフトしないまま寝てしまうと、消化・吸収が十分に行われないため、食事で摂取した栄養素が脂肪として蓄えられてしまいます。

ですから、とくに夕食の後は3時間ほどゆったりと過ごして、自律神経がシフトする時間をつくることが大切。この時間は腸内環境に大きな影響を与えるので、**「腸のゴールデンタイム」**と呼ばれます。毎日、「腸のゴールデンタイム」を確保して、夕食後に腸をゆっくりと動かしてあげることにより、副交感神経の働きが徐々に高まり、腸内環境を整えることができるのです。

「腸のゴールデンタイム」を確保できない状態で就寝してしまい、ゾンビ腸を増長させてしまえば、肥満を招くだけではありません。自律神経のバランスを崩す原因になって、心身にいろいろな悪影響を及ぼします。

まず、副交感神経の働きが不十分なまま眠りについても睡眠の質が悪いので、睡眠障害を起こします。睡眠は時間を長くとっていても、浅い睡眠の繰り返しでは脳もカラダも満足に休めることはできません。睡眠の質を上げることが重要で、「腸のゴールデンタイム」の確保が、大きな要因となります。さらに、自律神経のバランスを崩して睡眠障害を起こせば、肥満以外にも高血圧症や動脈硬化、呼吸器障害、循環器障害といった生活習慣病の引き金になることは容易に想像できます。心拍も呼吸も血圧も、自律神経がコントロールしているからです。

食べてすぐ寝ることは、いかにも楽をしているようなイメージですが、実はゾンビ腸が大好きな「ストレス」を蓄積させる原因にもなります。食べるという行為で交感神経が高まると脳や内臓にはストレスがかかります。食後に副交感神経の働きを高められれば、不要なストレスを軽減することができるわけです。

また、胃に食べた物がたまっている状態で横になると、胃酸が逆流する「逆流性食道炎」の原因にもなります。

夕食の後は3時間ほど、ゆったりとリラックスできる「腸のゴールデンタイム」をつくってゾンビ腸を防ぎましょう。

「ゾンビ腸」にならないお酒の飲み方

ゾンビ腸対策では、アルコールとの上手なつきあい方も大事なポイント。そしてこれは、年齢を重ねるごとに重要さを増していきます。前述しましたが、男性の場合は30歳、女性の場合は40歳を境にして副交感神経の働きが急激に低下するからです。

体内に入ったアルコールは肝臓で分解されるのですが、この時に水分が消費されます。アルコールを多く摂取すれば体内の水分も多く消費され、アルコールには尿を排出しようとする利尿作用もありますから、体内の水分はさらに失われてカラダは脱水症状を起こし始めます。お酒を飲んだ後に喉が渇いたり、トイレが近くなったりするのはこのため。血液中の水分も失われますから、血液はドロドロの状態になり、さらに怖いのは、アルコールがもたらす興奮によって交感神経の働きが高まり、血管が収縮することです。

アルコールの摂取量が多くなると、腸壁を傷めて炎症を起こすので、それだけでも腸のゾンビ化が加速します。炎症によって腸内の悪玉菌が増加し、腸内環境は悪化。

飲みすぎた翌日に下痢をしたら、この状態を思い浮かべてください。悪玉菌は「硫化水素」などの毒素を排出し、これが脱水によってドロドロになった血液をさらに汚すことになります。興奮状態が続いて収縮した血管に、ドロドロに汚れた血液が流れ続けるのです。こうなると、汚れた血液が血管の内側を傷つけてしまい、脳梗塞や心筋梗塞の原因になる血栓ができやすくなってしまいます。

アルコールの摂取にはこうした弊害があるわけですが、だからといって断酒すれば良いというのでは短絡的にすぎます。お酒を好きな人にとってはストレス軽減の「友」であり、適量であれば副交感神経を優位にしてリラックス効果をもたらすことは事実。だからこそ、アルコールと上手につきあう術が大事なのです。

その秘訣は、「**お酒一杯につきコップ一杯の水を飲む**」という習慣をつくること。水を飲むことで、脱水症状を予防し、ゾンビ腸も防いで、自律神経の乱れ、血管の過度な収縮、頭痛や下痢、倦怠感といったダメージを最小限に抑えることができるのです。胃腸に負担がかからない食べ物、つまみを摂ることも、飲みすぎを防ぎ、胃や腸を保護する効果があります。とはいうものの、深酒や泥酔をしてしまえばゾンビ腸の悪化は免れません。お酒も、ほどほどが一番のコツと言えるでしょう。

夕食後にウォーキングをしよう

もっとも簡単にできる有酸素運動として人気があるウォーキング。朝のウォーキングやジョギングは、気持ちよく活動モードを始める習慣となるのですが、今、注目されているのは、夕食後に行う夜のウォーキングです。

なぜ、夜の有酸素運動が、それもウォーキングが注目されるのでしょうか。

有酸素運動とは、カラダに軽めの負荷をかけながら長時間継続して行う運動のことで、もっとも軽い負荷の部類に入るのがウォーキングです。ほかには、ジョギング、サイクリング、スイミング、エアロビクスといった中程度の負荷をかけるものが含まれます。対して、短時間に強い負荷がかかる短距離走や筋トレなどは、筋肉を動かすエネルギーに酸素を使わないことから無酸素運動と呼ばれます。有酸素運動は一定のリズムを続けることが大事で、これが副交感神経の働きを高める効果をもたらします。カラダへの負荷が軽いウォーキングは、この効果が高いために、交感神経優位から副交感神経優位へとシフトする夕食後の時間には適しているのです。

ゾンビ腸を撃退し、睡眠の質を上げるためにもっとも良いとされるのは、夕食後30分後から就寝1時間前までの間に行う30分程度のウォーキング。この時間のウォーキングは、自律神経のバランスを整えることにより、免疫力を高める効果もあると言われています。

歩き方で大事なのは、汗をかかない程度の速さで、一定のリズムをゆったり刻むこと。朝のウォーキングは、副交感神経から交感神経へのシフトなので、普段より速歩きにして負荷を少し高めるのもコツですが、夜のウォーキングは速く歩く必要がありません。ゆったりのんびり一定のリズムを刻むようにしましょう。

一般的に一日のウォーキングは、８０００歩程度がカラダに良いとされています。これは、有酸素運動が体内で酸素を使うからです。体内で酸素が使われると、必ず活性酸素という物質が生成され、この活性酸素は疲労や老化の原因となるので、有酸素運動のやりすぎは注意しなければいけません。カラダが持つ除去機能や抗酸化成分の摂取を考えて、一日に８０００歩程度というのが活性酸素を増やしすぎないラインなのです。昼間に歩く歩数と合わせて、多くても1万歩を超えない範囲で、ぜひ、夕食後のウォーキングを習慣化しましょう。

健康的でも美味しくなければ逆効果

ゾンビ腸対策は、ストイックになりすぎないことも重要です。食習慣でも運動習慣でも、過剰なストレスを抱えないようにしましょう。

ストレスを引き起こす原因は、「視覚」「聴覚」「味覚」「嗅覚」「触覚」という五感で得た刺激が電気信号として脳に伝わり、記憶と照らし合わせて生まれる「マイナスの感情」です。つらい、危ない、悲しい、痛い、まずいといったマイナスの感情が生まれると、脳は自律神経の働きを高めて心拍や呼吸を増やし、筋肉を緊張状態にして外部からの刺激に備えようとします。臨戦態勢とも言えるこんな状態が続けば、心身ともに疲労してしまい、いろいろな病気を引き起こす原因になることは間違いありません。ゾンビ腸の最大の要因も、ストレスだと言えるでしょう。

しかし、現実的にストレスのない生活などはあり得ません。適度なストレスは人間にとって必要なものでもあるのです。ストレスがあるからこそ、それを乗り越えた先にある達成感や満足感が生まれるのであって、ストレスが幸福感をもたらす要因になることも、また事実です。ですから、無くすことはできないマイナスの感情で生まれるストレスとどうつきあうか、自分の中でマイナスの感情をどう消化するかということが重要になってきます。

自分でできるストレスケアとしてもっとも簡単なのは、ストレスの原因になっているマイナスの感情を忘れてしまうことです。しかし、忘れようとすればその感情を思い出すことになり、余計にストレスをためてしまうのが人間です。そこで重視されるのが、嬉しい、楽しい、心地よい、好き、美味しいといったプラスの感情。プラスの感情は自分でつくりだすことができます。しかも、夢中になったり没頭したりすることによって、マイナスの感情を忘れてしまうという素晴らしい効果があるのです。

このストレスケアを食生活に当てはめてみると、ゾンビ腸対策となる健康的な食事とは、何かを我慢することがあっても、「美味しい」「楽しい」というプラスの感情のほうが大きい食生活なのです。ゆっくり食べて、美味しさや楽しさを長く味わえば、ストレスケアの効果が上がるだけでなく、副交感神経の働きを高めて消化・吸収機能も高まります。そうなれば、血糖値の上昇をゆるやかにすることができて、腸や血管への負担も減らせるという、良いことずくめの食事方法になるのです。

好物を食べる「ブレイクデイ」を設定しよう

人間にとって必要なストレスとは、どのようなものでしょう。

たとえば、何らかの目標をつくって、その目標に向かって頑張るということは、誰の人生でもあることです。仕事で少々つらいことがあっても頑張ることができるのは、その先にある達成感や充実感が自分を成長させてくれるから。この過程で生まれる適度なストレスは、後からプラスの感情に転換されるものなのです。

この「アメとムチ」のようなストレスケアの仕組みを、ゾンビ腸対策の食生活でも活用しない手はありません。「美味しく楽しく」を基本とするゾンビ腸対策の食生活においても、我慢しなければならないシーンは必ずやってきます。まず、腹五〜七分目にとどめる食事量や、糖質を減らすという食事は、目標を持つことが大事。3カ月間続けるという期間を定めるのも良いでしょうし、体重を5キロ落とすといったダイエット効果でも良いでしょう。

この目標を達成する過程で積み重なることもある「我慢」「つらい」というマイナ

スの感情は、目標を達成した時の達成感や充実感を大きなものにしてくれます。しかし、毎日我慢ばかりが続くのでは、ストレスをため込んでしまい、自律神経のバランスも崩してしまうでしょう。

そこで、健康的なダイエットで注目されているのが、**「ブレイクデイ」や「チートデイ」と呼ばれる、思いきり何を食べてもよい日の設定です。**1週間か2週間に1日のブレイクデイを設定して、好きなものを好きなだけ食べるのです。これは、ストレスケアの基本である「プラスの感情をつくりだす」行為に、ほかなりません。

ジャンクフードであろうが、炭水化物であろうが気にする必要はありません。「美味しい」「楽しい」「嬉しい」といった快感を思いきり味わって満足感に浸るのです。もっとも、胃腸の負担を考慮して、できれば夕食は軽くし、寝る3時間前には食事を終わらせるようにしましょう。「ブレイクデイ」の効果は大きく、また1週間なり2週間なりをちょっと頑張ってみようという気になります。

このサイクルを続けていると、まるで次のブレイクデイが目標であるかのように思えてくるかもしれません。でも、それでいいのです。目標を小刻みにすることも、目標達成のコツなのですから。

たまの外食も「ゾンビ腸」対策

ここまで、腸に良い食べ物と、効果的な食べ方について解説してきましたが、何よりも大事なのが「食事を楽しむ」ことです。

どれほどカラダに良い食事であっても、それを嫌々食べているとそれがストレスになりますし、長続きもしません。自分に合った食べ方を見つけ、それを楽しみながら実践してください。

毎日続けることにも、あまりこだわりすぎないでください。食事による腸内環境の改善は、早ければ1週間ほどで効果が出始め、1カ月もすればかなり改善されます。そうなれば、カラダ全体が良いサイクルで回っているはずですから、一日二日ほどサボっても、すぐに腸がゾンビ化するといったことはありません。

また、自宅での食事ばかりでなく、たまには、ちょっとムードのいいお店で食事しましょう。良い雰囲気は、自律神経に良い効果を与え、それが腸にも影響します。毎日行う食事だからこそ、楽しむことを忘れないでください。

第4章

運動でゾンビ腸を撃退しよう

エピソード6

腸に良い運動はハードでなくてもOK

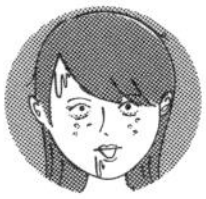

ゾン子

カラダに良い食事をしたし、これでもう安心！
早いけど、今日はもう寝ちゃおうかな～？

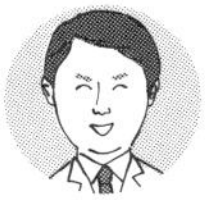

ヒロユキ先生

せっかくだから、運動もプラスして
さらに健康な腸にしてみない？

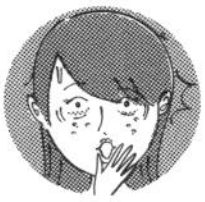

ゾン子

え～!?
カラダを鍛えたって、お腹には関係ないでしょ!?

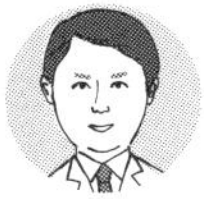

ヒロユキ先生

カラダを動かせば血流が良くなって腸も活性化するし
動くだけで腸に刺激を与えられるんだ

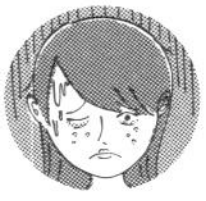

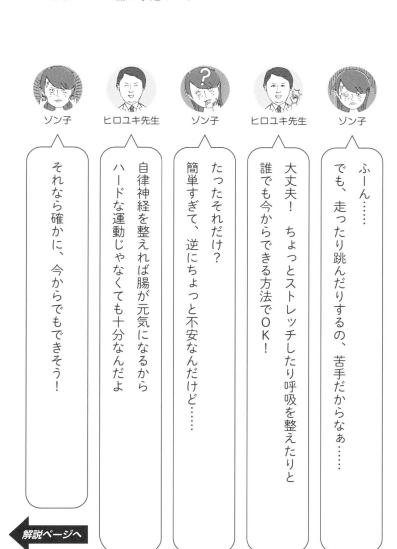

ゾン子

ふーん……
でも、走ったり跳んだりするの、苦手だからなぁ……

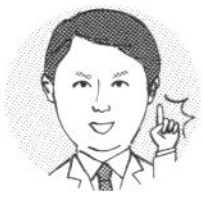

ヒロユキ先生

大丈夫！　ちょっとストレッチしたり呼吸を整えたりと
誰でも今からできる方法でＯＫ！

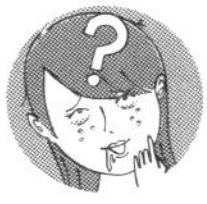

ゾン子

たったそれだけ？
簡単すぎて、逆にちょっと不安なんだけど……

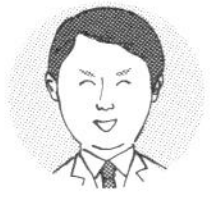

ヒロユキ先生

自律神経を整えれば腸が元気になるから
ハードな運動じゃなくても十分なんだよ

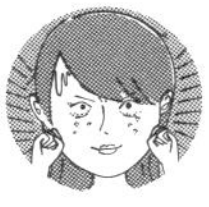

ゾン子

それなら確かに、今からでもできそう！

解説ページへ

運動でどうして腸内環境が良くなるの？

腸の働きを向上させるには、食生活を見直して腸内環境を整えるのがベストの方法です。また、筋肉とは異なり、腹筋を鍛えたとしても、胃や腸そのものを強くすることはできません。では、運動することが、どうしてゾンビ腸対策になるのでしょうか。

ひとつは自律神経のバランス調整です。

腸が効率よく働くには、副交感神経が優位に働く必要がありますが、ストレス社会の現代は、交感神経が優位になりがちです。適度な運動は血流が促進され、酸素が全身に巡ってカラダに刺激を与えます。これによって、自律神経のバランスも調整されるのです。このほか、血流の改善は、むくみや肩こりといった、ちょっとした不調にも効果が期待できます。

次が、腸に対する刺激です。

腸は外側からの刺激に敏感に反応するため、お腹の筋肉を動かすとそれに腸が刺激され、腸のぜん動運動が促進されます。これによって排便もスムーズになり、腸内環境の改善につながるというわけです。

そして最後に、筋肉の強化です。

先ほど、「運動しても胃や腸そのものは強くならない」と言いましたが、運動は腹筋やお尻の筋肉を強くしてくれます。排便時にはこれらの筋肉が働くため、鍛えておいて損はないのです。40代を過ぎると筋肉量は次第に減っていくので、ぜひ運動で、筋肉を維持していきましょう。

また、運動以外に心がけてほしいのが「座りっぱなしの時間の短縮」です。現代の日本人は、仕事中も移動中も座っている時間が長いですが、座りすぎは血流の悪化につながります。日本人は世界一座っている時間が長いというデータも存在しています。

一見、座っている状態は楽に思えますが、そのリスクの高さは喫煙や深酒と肩を並べ、世界保健機関（WHO）が警鐘を鳴らすほどです。健康被害を避けるためにも、仕事や勉強の合間には、定期的に立って、少し歩くようにしましょう。仕事や勉強による疲労は、歩くのにさほど影響を与えませんし、歩けば背筋は伸び、呼吸も深くなります。さらにカラダがほぐれることで、血流の改善にもつながるのです。運動が苦手な人でも、立って歩くだけならハードルも低いのではないでしょうか。

「正しい運動」にこだわりすぎない！

ストレッチやマッサージの話をすると、

「何回やるのがベストなのでしょうか？」

「朝と夜、いつ行うと効率が良いのでしょうか？」

といった質問を受けることがあります。

もちろん、どんな運動であっても、もっとも効果的なやり方や時間帯は存在します。ですが、ここにひとつ大きな落とし穴があります。それは「正しい運動にこだわりすぎること」です。

たとえば「このストレッチは起床後、朝食前に10分ほど行うのがベストです」と紹介したとします。すると、ちょっと起きるのが遅くなったら「ベストの時間を確保できなくなったから、今日はストレッチは省いてしまおう」となりがちなのです。本書を読まれている人の中にも、最初は頑張って運動していたけど、次第に頻度が減っていき、気がつけば運動そのものをしなくなった、という経験をお持ちの方がいらっしゃるのではないでしょうか。

「正しい運動」にこだわりすぎるがあまり、運動そのものをやらなくなってしまっては、本末転倒です。

ストレッチやマッサージは「やらないより、やったほうが絶対に良い」ものです。朝起きてすぐにできなかったのなら、仕事のお昼休憩や仕事を終えて帰宅してからでも、やったら確実に良い結果を生み出します。回数が少なくてもいいのです。

翌日に影響したりカラダに痛みが出るようなトレーニングは避けるべきですが、まずは好きな時間に、できる範囲で結構ですので「カラダを動かす」ことを習慣化しましょう。運動が習慣化できれば、カラダは自然と好調になり、メンタルも良い方向に向かいます。やる気もどんどんわいてきますから、そうなってから初めて、本格的に取り組んでいけば良いのです。

「正しい運動」は、時に日常生活を縛るルールになりがちです。とくに、これまであまり運動してこなかった人は、あまり「正しさ」にこだわりすぎず、「背筋を伸ばしたら、ちょっとスッキリする」「マッサージしたら普段より便通が良いかも」など、気持ち良さを感じるところから始めてみてください。

腸のストレッチで腸を元気に！

腸のストレッチは、先ほども解説したように、腸を刺激して腸のぜん動運動を促進するのが目的です。筋肉トレーニングと違って即効性があるため、便秘や下痢気味の時、お腹の張りを感じる時などに行うと効果的です。また、毎日のトイレタイムで、便座に腰掛ける前にやるのもおすすめです。あくまで刺激を与えるだけですから、ツボ押しマッサージのように痛くする必要もありません。心地よく感じるぐらいの強さでOKです。

ひとつ目に紹介するのは「お腹つかみ腰回し」です。その名前のとおり、便のたまりやすい場所をつかんで手でもみながら、骨盤を回すマッサージになります。

大腸の構造は、「上行結腸」「横行結腸」「下行結腸」「S状結腸」「直腸」に大きく分けられます。このうち、「上行結腸」の入り口近く、「横行結腸」の両端、「下行結腸」から「S状結腸」にかけたあたりで、便がたまりやすくなっていますので、そこを意識しながらストレッチを行いましょう。

足を肩幅程度に開いたら、右手で腰骨の上、左手で肋骨の下をつかみます。これは、「上行結腸」の入り口近く「横行結腸」の左端の位置にあたります。そのまま、つかんだ部分をもみながら、腰を右回りと左回り、それぞれ8回ずつ回しましょう。

左右を回し終わったら、今度は右手を肋骨の下、左手を腰骨の上に移動させて、同じ動作を繰り返せば終了です。

次に紹介するのは「お腹しぼり」です。

足を肩幅程度に開いて立つのは「お腹つかみ腰回し」と同じです。手は肋骨の下で、腸全体をつかむイメージでお腹をつかみ、背筋を後ろにそらしながら、鼻から大きく息を吸います。その後、今度は脇腹のお肉をヘソに集めるイメージでお腹を絞りつつカラダを前に傾け、口から大きく息を吐いていきます。この動作を5~10回繰り返しましょう。動作中、肛門はしっかりと締めてください。背中とお尻の筋肉も刺激できます。また、猫背になるとマッサージの効果が十分に得られなくなるため、注意が必要です。

これらの動作は、仕事の合間などに行うと血流改善と自律神経の安定につながります。マッサージそのものでなくても、首筋を伸ばしたりするだけでも有効です。

お腹つかみ腰回し

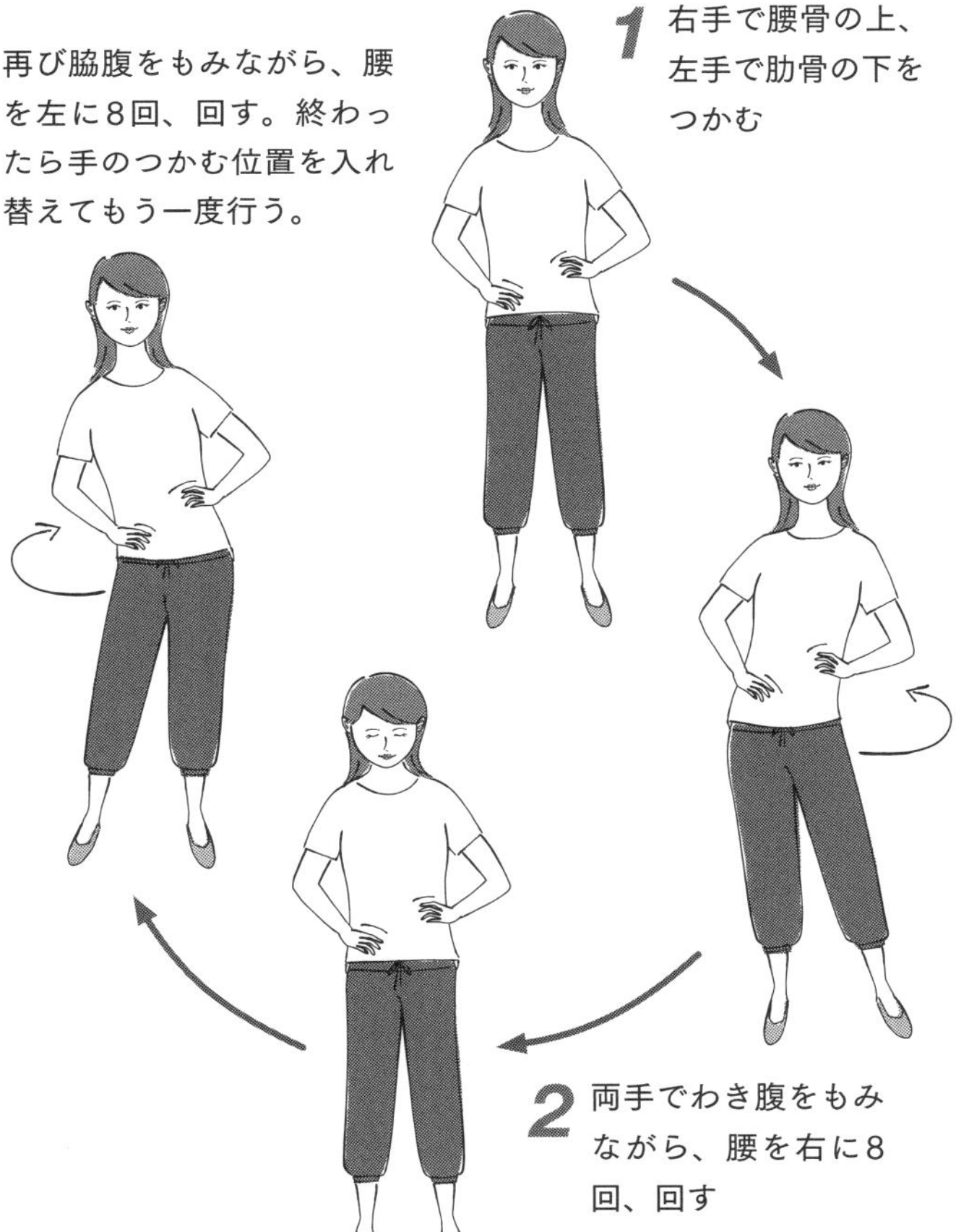

1 右手で腰骨の上、左手で肋骨の下をつかむ

2 両手でわき腹をもみながら、腰を右に8回、回す

3 再び脇腹をもみながら、腰を左に8回、回す。終わったら手のつかむ位置を入れ替えてもう一度行う。

お腹しぼり

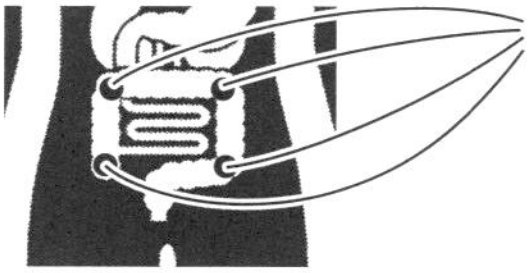

大腸の四隅（左右の腰骨の上、肋骨の下）は便がとどこおりがちになる場所。その位置の脇腹をぎゅっとつかみ、腸をしぼるようにもみほぐす

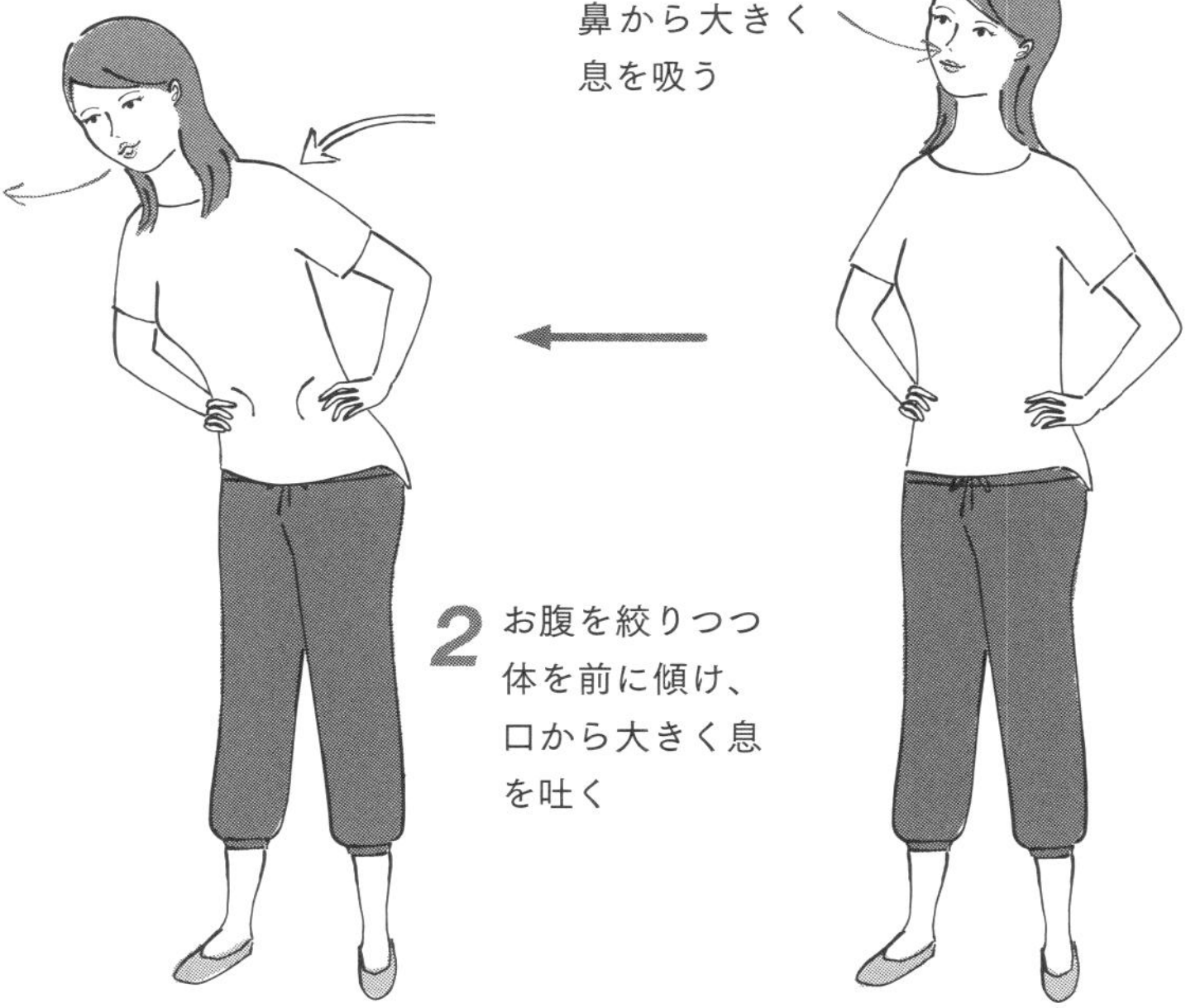

1 背筋を後ろにそらしながら、鼻から大きく息を吸う

2 お腹を絞りつつ体を前に傾け、口から大きく息を吐く

お風呂タイムにストレッチ！

先ほど紹介したストレッチは、時間を選ばずちょっとした合間に行えるのも魅力です。一方で、決まった時間に必ずストレッチを行って、習慣化させたいと思われる人もいるでしょう。

習慣化させるのに**いちばん良いタイミングは、朝の起床後です。**自律神経が副交感神経から交感神経に切り替わるタイミングにストレッチを行うことで、腸の刺激に加えて自律神経のスムーズな切り替えを促すこともできます。

また、**入浴時のストレッチもおすすめです。**ほとんどの人は、毎日おおよそ決まった時間帯に入浴しますし、お風呂の中なら水圧や浮力を利用して、負担なく、効率的なストレッチが可能です。入浴による血流改善効果も、さらに上昇が期待できます。

ただし、立って行う運動は、万が一足を滑らせた時が危険です。ここでは、安全に行えるよう、バスタブに座って行うストレッチを紹介します。

まずは「ウエストひねり」。バスタブに腰を下ろした状態で、両手でバスタブをつかみましょう。そのまま腰をゆっくり右にひねり、20秒間キープ。ゆっくり体勢を戻したら、今度は反対側にひねって、同じように20秒キープ。これを左右5回繰り返しましょう。

次に「お尻持ち上げ」。バスタブに腰を下ろしたら、バスタブの底に両手をついてカラダを支えます。そのまま、ゆっくりとお尻を持ち上げましょう。お尻を持ち上げた姿勢を20秒キープしたら、ふたたびゆっくりとお尻を下ろします。これを15回繰り返します。

最後は「両膝倒し」です。バスタブに腰を下ろし、両手でバスタブをつかんだら、両膝をそろえて右に倒し、10秒キープ。最初の姿勢に戻ったら、今度は反対側に倒して、同じように10秒キープしましょう。

3つのストレッチを紹介しましたが、どれかひとつだけでも結構です。これに限らず、普段あまり動かさない関節を動かすだけでも、十分にストレッチになります。入浴でカラダが温められると筋肉がほぐれ、関節の可動域が広がるため、カラダが硬い人でも無理なく行えます。ただし、カラダに痛みが出たら、無理はしないこと。最初は週3回ほどを目安に行い、次第に回数を増やしていくといいでしょう。

トイレタイムに役立つマッサージ

毎日決まった時間にトイレタイムを設けている場合、そのトイレタイムに排便できないことがあります。しかし、そこで無理に排便しようと力むと、血圧が急激に変動し、めまいや失神、さらには命に関わる病気を発症する恐れがあります。トイレでは力まず、座ってちょっとお尻の筋肉を意識するだけでストンと排便できるのが理想です。ここでは、自然な排便を促す、トイレの仕方について説明しましょう。

まずは正しい座り方。普段から背筋をピンと伸ばしている姿勢の良い人は、トイレでもまっすぐに背筋を伸ばして座っているかもしれません。ですが、**トイレでは前かがみに座るのが正しい姿勢なのです。**ロダンの「考える人」ぐらいの前傾姿勢をイメージしてください。

肛門の手前には恥骨直腸筋という筋肉があり、これが直腸を引っ張っています。実は、背筋を伸ばして座ると直腸がくの字形に折れ曲がってしまい、便も動きにくくなってしまうのです。前傾姿勢になると、この直腸がまっすぐに近くなるため、排便がスムーズになります。

トイレに座ったら、前かがみになる前に腸を刺激しておきましょう。ヘソを中心に「の」の字を描くような感じで時計回りにもみほぐしていくと、大腸をうまく刺激できます。また、「考える人」は右ひじを左膝に当てたポーズをしていますが、あれを真似て右ひじを左膝に当て、続いて左ひじを右膝に当ててみてください。カラダにひねりが加えられ、これも大腸の刺激になります。

それでも便意はあるのに排便できない場合は、息を吸いながらゆっくりと上体を後ろに傾け、続いて息を吐きながら上体を前に倒すという運動を何度か繰り返してみてください。刺激を与えつつ、外側から腸の形に変化を与えることで、排便を促す効果が期待できます。

ここまで、スムーズな排便を促すトイレの仕方を解説してきましたが、長時間トイレで頑張り続けることは、あまり意味がありません。3分ほどを目安にし、それでも出ないようなら、一度トイレから出ましょう。なお、力んですぐに立ち上がると血圧が下がり、めまいを引き起こしやすくなります。力んだ後はちょっと間をおいて、カラダの緊張が解けたのを感じてから、立つようにすると安全です。

呼吸ひとつでイライラが消える？

生活していると、イライラしたり、不安になったりすることがどうしても出てきます。運動は、このようなストレスの緩和に最適です。とくにウォーキングやランニング、サイクリングにダンスなど、空気を取り込みながら行う有酸素運動が向いていると言われています。

ですが、運動はある程度の時間をかけて行うもの。ストレスを自覚した瞬間、すぐに運動するのは難しいでしょう。そこでおすすめしたいのが、呼吸法です。

私たちは、緊張した時に大きく深呼吸します。これは昔からの経験則で、ストレス解消に呼吸が役立つと理解しているからです。緊張している時に息苦しく思うのもメカニズムは同じで、ストレスを感じていると、人は呼吸が浅く速いものになってしまいます。呼吸が浅いと血流が悪くなり、自律神経のバランスが崩れたり、腸内環境に悪影響を与えたりします。

これを解消するため、ぜひ日常から取り組んでいただきたいのが「4対8呼吸法」

です。これは、両手をヘソにあて、4秒かけて鼻から息を吸い、8秒かけて口から息を吐くというもの。**ポイントは、吸う時間の倍の時間をかけて、ゆっくり長く息を吐く**ということだけ。

非常にシンプルですが、強いストレスやプレッシャーを感じた時や、集中力が途切れた時などにこの「4対8呼吸法」を行うと、数分で気持ちが落ち着き、思考もクリアになります。さらに「4対8呼吸法」の良いところは、短期的な効果だけでなく長期的な効果も見込めること。一日1回、3分ほど行うと、普段の生活で無意識に行っている呼吸も深くゆっくりとしたものに変化していき、自律神経のバランスも次第に改善されていくのです。

深くゆっくりとした呼吸は、胸と腹の間にある横隔膜を大きく動かします。これによって血流が良くなり、副交感神経が活性化します。腸内環境も整い、血管が広がってさらに良いサイクルが生まれるというわけです。

呼吸は、意識的に自律神経をコントロールできる唯一の方法です。トラブルなどでイライラした時の解決策としてはもちろん、大事な会議などで最高のパフォーマンスを発揮したい時にも役立つので、ぜひ活用してください。

手軽で効果抜群の「ゆるスクワット」

人間の臓器は硬い骨で守られています。そして、その骨を支えているのが筋肉です。筋肉は、主に姿勢を維持する役目を担っていますが、それ以外にも筋肉の収縮によって内臓に刺激を与えたり、尿や便の排出をコントロールしたりする骨盤底筋群といったものもあります。

筋肉は、使わないと衰えてしまうため、維持するには運動が必要不可欠です。また、加齢によっても筋肉は自然と衰えていってしまいます。

ゾンビ腸に関わってくるのは、主に自律神経と腸内環境ですが、筋肉が衰えてカラダを思うように動かせなくなると、血流も弱まり、呼吸も浅くなって、やがて自律神経や腸内環境も悪化してしまいます。このような事態を避けるためにも、筋肉の維持は大事なのです。

職場や学校から帰宅する際、ひと駅手前で電車を降りて残りを歩いてみたり、エレベーターの代わりに階段で上り下りしたりと、日常生活の中でも運動量を増やすことは十分に可能です。

さらに運動を増やしたい時のおすすめが「ゆるスクワット」です。名前のとおりゆるく、無理のない範囲でしゃがむ動作を繰り返す運動ですが、足腰の筋肉をはじめ、腸の筋肉や骨盤底筋群などを同時に鍛えられる便利なエクササイズです。道具は不要で、しゃがむスペースさえあれば可能なので、場所を選ばない点も優れています。さらに、全身運動ですから、血流効果も期待できます。

やり方は、ゆっくり息を吐きながら腰を下ろし、またゆっくりと息を吸いながら元に戻すだけ。重要なポイントは、しっかり呼吸を意識してゆっくり行うことと、膝を曲げすぎないこと。間違ったフォームで行うと、効果が得られないだけでなく、逆にカラダを痛めてしまう可能性があります。最初のうちは椅子の背やテーブルを支えにしつつ行うと良いでしょう。

最初から回数をこなそうとせず、まずは朝晩10回程度から始めてみましょう。空き時間に行って、一日合計１００回を目指すといったやり方でもＯＫです。達成できる目標を立て、コツコツ続けていきましょう。

運動するならジョギングよりウォーキング

新たに運動を始めたい人、とくにダイエットに取り組みたい人にとって、手を出しやすいのがウォーキングとジョギングです。どちらも道具は不要で、家の外に出た瞬間から始められます。

どちらもゆっくりとした有酸素運動ですが、ジョギングはウォーキングよりスピードが速く上に弾む動きが加わるぶん、運動としての負荷が高く、基礎代謝が上がりやすくなります。一方で、正しいフォームで行わないと、膝や腰を痛める恐れがあります。そのため、長く運動をしてこなかった人が取り組むのであれば、最初はウォーキングのほうがおすすめです。負荷は小さいですが、そのおかげで運動によるリスクもほぼありません。

一日に7000歩以上歩くと、死亡リスクが70％低くなるという報告もあります。毎日ではなく週に1日か2日でも効果があるとも言われていますので、歩く習慣を取り入れてみてはいかがでしょうか。

第5章

日常生活の習慣でゾンビ化を防ごう

エピソード7

日常生活のクオリティが腸の質も上げる

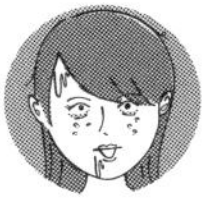

ゾン子

昨夜はSNSのしすぎで夜更かししちゃった
出社ギリギリまで寝ちゃおうかな～

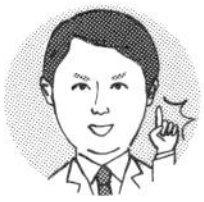

ヒロユキ先生

ストップ！
不規則な生活は、ゾンビ腸の原因になるよ！

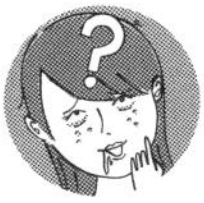

ゾン子

好きなことを好きなようにやっているのだから
カラダにはいいんじゃないの？

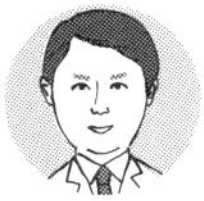

ヒロユキ先生

朝日を浴びるのは、とっても大事なんです！
ゾンビ映画も、たいてい夜が舞台でしょう？

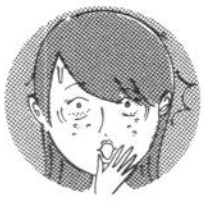

ゾン子

うっ、それは確かに……
けど、普段の生活が腸に影響するとは思えないんだけど？

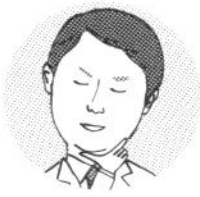

ヒロユキ先生

生活習慣は腸より自律神経に影響するんだ！
その自律神経の変化に、腸も敏感に反応するんだよ

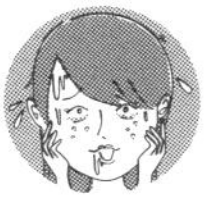

ゾン子

腸のことを考えたら、起きるしかないのね……
まだまだ眠いけど、仕方ないか～

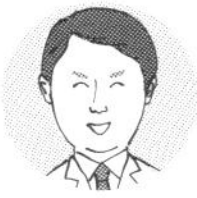

ヒロユキ先生

腸に良い生活は、頭もスッキリして仕事の効率も上がるし
睡眠の質も良くなるなど、メリットだらけなのさ

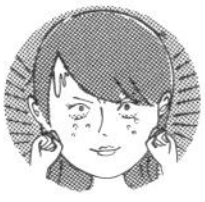

ゾン子

へえー！　そんなに良いことばかりなら
ゾンビ腸じゃなくてもやる価値あるかも！

解説ページへ

早起きが自律神経を整える

朝、ギリギリまでベッドの中にいて、朝ごはんも食べずに家を飛び出して会社へ。そんな慌ただしい生活、身に覚えはないでしょうか。ですが、誰もがやりがちの不規則な生活は、神経や内臓にストレスをかけ、腸のゾンビ化を促進させてしまいます。

ゾンビ腸を本来の姿に戻すには、規則正しいライフサイクルが必要不可欠なのです。朝は、自律神経が副交感神経から交感神経に切り替わる重要な時間。時間ギリギリに起床し、慌ただしく家を出ると、本来は徐々に優位になる交感神経への切り替えができず、自律神経のバランスが乱れます。すると、学校や会社に着いてからも午前中は頭が回らず、ぐったりした一日になってしまうのです。

また、自律神経が乱れると、腸の働きそのものにも悪影響を及ぼします。リラックスした時や睡眠時には副交感神経が優位となり、腸の動きが活性化しますが、朝のドタバタで緊張や興奮に関わる交感神経が一気に呼び起こされると、腸が本来の働きをするための切り替えスイッチがうまく働かず、停滞気味になってしまうのです。そんな日常生活が繰り返されると、腸のゾンビ化も加速してしまいます。

逆に言えば、朝のライフサイクルを整えると、体のリズム、腸のリズムも自然と整っていくのです。方法も簡単で、いつもより30分から1時間、早く起きてみるだけ。時間の余裕がないという人は前日の晩、就寝前の時間をうまく使って、ほんの少し早く寝てみましょう。

うまく早起きできたなら、**カーテンを開けて朝日を浴びてください。それだけで体内時計がリセットされ、副交感神経が交感神経に切り替わります。**さらに可能なら、近所を15分散歩するか、あるいはストレッチ運動をしてみましょう。有酸素運動をすると全身に酸素が回り、腸のぜん動運動を促すことができます。朝の時間に余裕があれば、しっかり朝食が摂れるし、朝のトイレタイムもつくれます。

腸と脳は、自律神経を通してつながっています。つまり、早起きによって自律神経の交感神経と副交感神経を良いバランスに保てば、脳はシャキッとし、ゾンビ腸も元の健康な姿に戻っていくのです。

もし早起きできなかったとしても問題ありません。次の日もう一度チャレンジすれば良いだけです。ゆるく考えることが習慣化の秘訣です。

朝日で「ゾンビ腸」を撃退しよう

先ほど、「早起きができたら、朝日を浴びましょう」とお伝えしました。吸血鬼やユーレイは朝日が苦手、というのはホラー映画の定番ですが、朝日はゾンビ腸に対しても特効薬となるのです。

朝、太陽の光を浴びると、「メラトニン」という睡眠を促すホルモンの分泌が止まります。夜に眠くなるのは、このメラトニンの影響です。メラトニンは分泌が止まってから14〜15時間後に再分泌が始まり、その2〜3時間後に眠気がやってきます。つまり、夜に気持ちよく眠るためには、まず朝日を浴びておくべきなのです。

このメラトニンの生成には、「幸せホルモン」と呼ばれる神経伝達物質「セロトニン」が関係しています。

人が摂取したたんぱく質は腸内細菌によって分解され「トリプトファン」というアミノ酸が合成されるのですが、近年の研究により、セロトニンの90％は、腸内でトリプトファンから合成されることが明らかになっています。

便秘などによって腸のゾンビ化が進むと、腸の働きが悪くなり、幸せホルモンのセロトニンも減少。メラトニンの分泌も不十分になってしまい、不眠症状が出たり、日中に眠くなってしまったりといった睡眠のトラブルが引き起こされるというわけです。また、メラトニンにはウイルスや細菌に対して免疫力を高める機能もあるため、ゾンビ腸になると、様々な病気にかかりやすくなります。

さらに、セロトニンはメンタルにも大きく影響しています。たとえば、うつ病の人は、セロトニンの分泌量が少ないことがわかっています。一方で、セロトニンには、イライラを抑える効能があることも判明しています。

このセロトニンは、太陽の光を浴びることで分泌量が増加します。浴びる時間は30分ほどでOKです。浴び続けなければならない、というわけでもありませんので、朝起きたらカーテンを開け、朝日が差し込む部屋の中で過ごすだけで十分です。

朝日を浴びるだけで、その日をイライラせずに過ごせるのは、だいぶおトクではないでしょうか。また、朝日を浴びると体内時計がリセットされるため、生活リズムが崩れた際に、それを調整する手段としても有効です。毎日朝日を浴びて、腸内のゾンビを撃退していきましょう。

決まった時間にトイレタイムを設定する

本書を読まれているみなさんは、普段、何時くらいにトイレに行かれていますか？朝起きたら最初にトイレに駆け込む、という方もいれば、朝食後、なんとなくトイレを済ませている、という方もいるでしょう。時間なんて意識したことはない、という方もいるかもしれません。ですが、ゾンビ腸を改善する腸内環境をつくるためには、決まった時間のトイレタイムを設定することが、非常に重要になってきます。理想のトイレタイムは、朝です。

人間のカラダは、夜中に副交感神経の働きが活性化して腸が活発に消化活動を行っています。そのため、朝起きた時には、自然と排便の準備が整っているのです。その後、朝ごはんを食べると、腸が動き始め、便意を感じるようになります。これが、本来のカラダのリズムなのです。

このリズムが乱れると、便秘になって便が排泄できなくなり、腸が次第にゾンビ化。免疫機能が低下して体調不良を引き起こしてしまいます。

こうしたトラブルを避けるため、トイレタイムの習慣を意識的につくっていきましょう。腸内にたまった便を排泄すると腸の働きが活発になり、腸の動きをコントロールする自律神経のバランスも、より整いやすくなります。最初は便意がなくても、一度は便座に座ることが重要です。このルーチンを定着させることで、自然と排便が促されるようになっていきます。もちろん個人差もあるので、うまく出ないからといって無理に力んだりはしないこと。無理な力みは交感神経の働きを強めてしまい、逆に出にくくなってしまいます。また、場合によっては痔の原因になってしまうことも。トイレタイムはリラックスしながら、短時間で済ませるように心がけましょう。

トイレタイムの前に、軽いストレッチやラジオ体操などでカラダを動かしておくと、腸が刺激されて、排便がしやすくなります。また、ここでも「朝コップ一杯の水」は有効です。便座に腰掛けてから、お腹をマッサージするという方法もあります。

さらに、トイレタイムでは尿と便のチェックも行いましょう。尿と便はカラダのバロメーターです。もしも普段と違う状態の尿や便が出て、それが長く続くようなら、何かしらの不調が出ているかもしれませんので、生活習慣を見直すきっかけになります。このように、トイレタイムは自分の健康状態を知る時間にもなるのです。

頭を使う仕事は午前中に済まそう

職場の中に、いつも仕事をテキパキとこなす「やり手」の人はいませんか？　もしかしたらその人は、自律神経の働きをうまく活用しているのかもしれません。というのも、私たちは自律神経の働きによって、「その作業をやるのに向いている時間帯」「向いていない時間帯」が分かれているからです。

朝は、自律神経が副交感神経から交感神経に切り替わることは、すでに説明しました。**つまり午前中は、自律神経が活発化しつつ、副交感神経もまだ力を残している状態。**集中力も研ぎ澄まされているので、会議や重要な打ち合わせなど、頭を使う作業を行うのに最適な時間帯なのです。この午前中に面倒な作業を片づけておけば、残りの時間帯も余裕を持って行動できるため、一日全体の作業もスムーズに進められるというわけです。

また、昼食後に仕事をしようと考えていたのにもかかわらず、頭がぼーっとして作業が思ったように進まなかったり、ついつい居眠りしてしまったりした経験はないでしょうか。これにも、自律神経の働きが影響しています。

昼食中は口を動かしているため、交感神経が優位に働いていますが、食後に腸が働き始めると、今度は副交感神経が優位になります。エネルギーも消化・吸収に消費されて脳まで行き届かなくなるため、カラダは自然とリラックスモードになり、深く思考することができなくなるというわけです。

ですから、午後、とくに食後の作業は、メールチェックや資料整理、伝票整理といった単純なルーチンワークに割り振るといいでしょう。

とはいえ、毎日必ず単純作業があるとは限りません。会議などで一日中が埋まっている日もあることでしょう。そこで、午後のリラックスモード化を抑える方法を紹介します。

まずは、食前にコップ一杯の水を飲むこと。事前に腸を働かせ、急激な副交感神経の活発化を防ぐのです。食事はゆっくりと、よく噛んで。これも、副交感神経の活発化をゆるやかにします。また、食事の量を腹六分目から八分目程度に抑えておくと、消化・吸収に回されるエネルギーを抑えることができます。一日の仕事がスムーズに進めばストレス軽減にもつながるので、腸のゾンビ化を防ぐことも可能です。

イライラしたら深呼吸でリラックス

自律神経の交感神経と副交感神経がバランスよく働いていると、腸がゾンビ化することはありません。しかし、自律神経はデリケートで、ささいなきっかけでバランスを崩すことがあります。たとえば、季節の変わり目に体調を崩しやすい人がいますが、原因のひとつに、自律神経が気候の変化に影響されていることがわかっています。

そして、自律神経を乱すもっとも大きな原因が、ストレスです。

ストレスを受けて、イライラしたり不安になったり緊張したりすると、交感神経が優位に立ちます。この状態が長く続いてしまうと、イライラが抑えきれなくなるばかりか判断力も低下し、夜になってもリラックスができず、十分な睡眠がとれないことに。その結果、さらに自律神経のバランスが崩れ、ゾンビ腸がどんどん成長する、という悪循環に突入しかねません。

残念ながら、人間は自分の意識で交感神経を強引に活発化させたり、逆に抑えたりすることはできません。ですが、自律神経の調整を促すことは可能です。そして、その方法のひとつが呼吸なのです。

人は、イライラしたり怒っていたりすると、無意識のうちに呼吸が速く浅い呼吸に変わっています。気持ちが安定している時は、1分間の呼吸は15回から20回程度で安定していますが、ストレスを感じると増えてしまうのです。緊張する場面ではよく「深呼吸して落ち着きましょう」と言われますが、あれもストレスを感じていると呼吸が浅くなっていることを経験則として知っているからです。

では、どのように呼吸すれば良いのでしょうか。答えは「ゆっくりとした腹式呼吸」です。場所を取らず、いつでもすぐにできるので、やり方を覚えてストレスを感じたら取り組んでみましょう。

①背筋をピンと伸ばします。

②鼻から3～4秒かけて、ゆっくりと息を吸い込みます。お腹の中に空気を送り込んで、お腹を膨らませるイメージです。

③吸った時の倍以上の時間をかけて、口からゆっくりと息を吐き切る。

お腹に手を当てながら呼吸すると、腹式呼吸ができているかわかりやすくなります。

3分ほど行うだけで、自律神経が整えられるはずです。

ため息と一緒にストレスを吐き出そう

ストレスを感じる生活が続くと交感神経が優位になりすぎ、筋肉や腸などの内臓が緊張状態になってしまいます。肺の周囲にある呼吸筋や横隔膜などの筋肉がこわばると、十分な酸素を取り込めなくなり、やがて自律神経のバランスが乱れて心身がゾンビ化してしまいます。

そんな時は、「ふーっ」と大きなため息をついて、一緒にストレスを吐き出してみるのもひとつの手です。

よく「ため息をつくと幸せが逃げる」と言われますが、ため息はカラダを調整する自然現象で、我慢するものではありません。カラダが緊張してストレス状態におちいると、呼吸が速く、浅くなると先ほど解説しました。呼吸が浅くなると肺に十分な空気が送られなくなるので、次第に息苦しさを感じるようになってきます。そんな息苦しい状態を正常に戻すのが、ため息なのです。

重要な会議中など、ため息をつける雰囲気でない場面もあるでしょうが、そうでなければ、ちょっとその場を離れて、人目のつかないところで大きくため息をついてみましょう。きっと気持ちも穏やかになるはずです。

ため息をついたあとは、なぜため息をつきたくなったのか、あるいはなぜ無意識にため息が出てしまったのか、その原因となるストレスと向き合いましょう。原因がはっきりすれば、次回以降はそのストレスを回避する方法が思い浮かぶかもしれません。また、回避が難しいとしても、今後は冷静に向き合うことができ、受けるストレスを軽くすることが可能になります。

ストレスに負けまいと我慢しても、その場の空気が良くなることはありませんし、カラダの中では着実にゾンビ化が進行してしまいます。さらに、この先同じようなシチュエーションに遭遇した際、また同じようなストレスを感じてしまいます。さらに、息苦しさは同じ空間にいる周囲の人にも伝わるため、ほかの人もストレスを感じ始めてしまうのです。

ストレスは我慢するものではなく、コントロールするものです。もしもコントロールが難しいストレスがあるのなら、コントロールできないものを気にしても時間と心のムダです。「気にする必要のないもの」と流してしまいましょう。

ニッコリ笑って「ゾンビ腸」を吹き飛ばせ！

ゾンビの顔を想像してみてください。どのゾンビも、苦しそうな表情をしていないでしょうか？

実は、「ゾンビ」と「笑顔」は対極にある存在なのです。体調が悪い時は誰も笑顔にはなりませんし、一方で、幸せそうに笑っている時は、カラダの不調が気にならないはずです。

笑いには「幸せホルモン」ことセロトニンを増やす効果があります。このセロトニンが交感神経と副交感神経のバランスを整え、ストレスを和らげることができることは、すでに説明したとおりです。また、セロトニンには痛みを抑える効果もあります。

さらに、人は笑うと脳にその興奮状態が伝わり、「ナチュラルキラー細胞」が活性化します。このナチュラルキラー細胞は、がん細胞や体内に侵入するウイルスなどを退治する機能を備えているため、がんや感染症にかかりにくくなると考えられています。「酒は百薬の長」ならぬ「笑顔は百薬の長」というわけです。

こう説明すると、「そりゃあ、楽しいことばかりある人は、毎日笑顔だろうけど……」と思われるかもしれません。ですが、実はつくり笑顔でも、カラダに良い影響を与えられるのです。

試しに今、つくり笑顔をやってみてください。

どうでしょうか。顔の筋肉がいろいろと動いたのが自覚できたのではないでしょうか。この顔の変化が脳に伝わると、実際に笑った時と同じように副交感神経が活発になるのです。

朝、出かける前に一度は鏡を見る機会があるはずです。その時に、自分に向かって笑いかけてみましょう。

最初から満面の笑みをつくる必要はありません。ちょっと口角を上げるだけでもOKです。それに慣れてきてから、少しずつ笑顔にしていくといいでしょう。つくり笑顔が自然になってきたら、日常生活でも自然と笑顔が増え、周りの人にも良い雰囲気を与えられます。

また、ちょっとしたストレスを感じた時には、鏡をイメージして笑顔をつくってみましょう。そうすれば副交感神経が働いて、気持ちを落ち着かせることが可能です。

冷えは腸の大敵！　寒さに敏感になろう！

近年の日本の夏は、最高気温が35度を超える猛暑日も珍しくなくなってきました。日本の夏を冷房なしで乗り切るのは、もはや不可能といっても過言ではなくなりましたが、冷房とのつきあい方にも注意が必要です。

なぜなら、**体温が下がるとそれに比例して、免疫力も下がっていくからです。**

一日中、クーラーの冷たい風を浴びていると、カラダは冷えきってしまい、体温の調節機能が低下。自律神経の働きも乱れてしまいます。その結果、交感神経が優位になって血管は収縮し、血流が悪くなるから新陳代謝が低下。免疫力も低下します。

さらに、深部体温まで下がると内臓にも悪影響を及ぼし、悪化した腸内環境がゾンビ腸を生み出してしまうのです。

これを避けるためには、何よりも運動がベスト。ちょっとカラダを動かすだけでも血行が良くなります。仕事場など、あまりカラダを動かしにくい場所の場合は、上着やストールなど、温度調整ができるものを用意しておきましょう。

カラダの「冷え」は、冷房だけで起こるものではありません。運動不足や栄養不足は、自分のカラダが生み出す熱量を低下させます。また、年齢を重ねると自然に自律神経機能が低下していき、血流も悪くなっていくため、体温も下がっていきます。

これを予防するために、普段から体温を測る習慣を身につけておくといいでしょう。食べ物の選び方も重要です。とくに夏場は、暑さを解消するために冷たい食べ物や飲み物を選びがちですが、冷たいものをカラダの中に入れるわけですから、当然冷えは加速してしまいます。

できるだけ、夕食は温かいものを摂るようにしましょう。それだけで胃腸の血流が改善され、副交感神経が活発化します。

冷たいものを食べる時も、ちょっとの工夫で冷えを予防できます。お酢やレモン、梅干しなど酸味を加えるのです。お酢には胃酸の分泌を促す作用があり、胃酸やお酢の成分が腸のぜん動運動を活発にしてくれます。また、お酢によって腸内の善玉菌が増え、便通改善の効果も期待できます。

常日頃から「冷え」に対して敏感になっておき、一年を通して健康な腸を維持するようにしましょう。

音楽で気分も腸もリラックス

自律神経を整えると、腸の働きも自然と整います。そして自律神経を整えるには、視覚・聴覚・触覚・味覚・嗅覚の五感を刺激する必要がありますが、気軽に実践できるのが、音楽を聴いて聴覚を刺激する方法です。

もともと音楽は、人間の心と密接に結びついています。テレビやラジオ、あるいは街中で、偶然流れてきた音楽が思い出深い曲で、当時のことを思い出して穏やかな気持ちになったり悲しい気持ちになった経験が、誰しもあるのではないでしょうか。

これは、聴く人によって効果が変わってしまうケースですが、これとは別に、その音楽の特性から、個人的な好き嫌いや思い出とは関係なく、一定の効果を引き出せる音楽も存在しています。

たとえば「ヒーリングミュージック（癒やしの音楽）」と呼ばれる音楽ジャンルは、小川のせせらぎや鳥の声などがまとめられたもので、聴くと心を落ち着かせる効果があると言われています。ゆったりとしたテンポや穏やかなメロディーの音楽は、就寝時の睡眠導入にはもってこいの方法なのです。

また、教科書にも載っている音楽家モーツァルトの楽曲にも、副交感神経を活性化するリラックス作用があるとの研究が報告されています。これはモーツァルトの曲に多数含まれている約４０００ヘルツの周波数の音が脳に作用しやすく、心身を安定させるというメカニズムです。

交感神経が優位に立っている昼間には、一定のテンポやリズムで進行する、音域の狭い曲のほうが、副交感神経が活性化することがわかっています。つまり、クラシックよりも、あまり激しすぎないロック調の曲が向いているのです。

会社や学校から帰宅する少しの時間に音楽を聴くことで、生活モードにスイッチオン。昼間にたまったストレスを頭の中から追い出し、乱れてしまった自律神経を整える際、手軽に聴ける音楽は効果てきめんです。

家事や仕事をしながら、ＢＧＭとして流すだけでも効果はありますが、帰宅後のリラックス法として聴くのなら、部屋を薄暗くして、テレビなどは消し、目からの情報は遮断しましょう。音楽に集中することができ、短時間でも効果を得ることができます。音量はあまり上げず、心地よいと思うボリュームで聴きましょう。

正しい姿勢で「不腸」をリセット

映画やテレビゲームに登場するゾンビは、猫背気味の姿勢がほとんどで、背筋がピンと伸びたゾンビというのは見た記憶がありません。

もちろんそれは、ゾンビの恐怖感を強調するといった映像的な演出技法なのでしょうが、ゾンビ腸は日頃の姿勢と、明確な関係があるのです。

人は誰でも、立ち方や歩き方、寝る姿勢のクセなどによって、骨盤がズレたり、腸の形を歪ませたりして、無意識のうちに内臓に負担をかけています。

このような状態が長く続くと血流が悪くなり、腸の働きも低下。その結果、便秘症が引き起こされ、あとはゾンビ化に一直線、というわけです。

とくにスマホが日常生活に定着してからは、電車などの移動の際、ほとんどの人がスマホを見ていますが、その時は猫背になりがちです。猫背は腰を痛める原因になりやすいですし、肺が潰されて呼吸も浅くなります。血流の低下は言わずもがなです。猫背は、ゾンビ化への第一歩といっても過言ではないのかもしれません。

そうならないためにも、定期的に正しい姿勢をとって、カラダの歪みをリセットさせましょう。

正しい姿勢を確認するのに、手っ取り早いのが「壁立ち」です。これは足を軽く開き、あごは軽く引いて目線はまっすぐ前を向いて、後頭部、肩甲骨、お尻の三カ所を壁につけて直立するというもの。こうすると骨盤が正しい位置に戻り、背筋も伸び血行が良くなります。

正しい歩き方も重要です。猫背で歩くと気道が狭まって呼吸が浅くなってしまいます。そうすると、ゾンビ腸はどんどん悪化していきます。逆に、胸を張って背筋を伸ばして正しい姿勢で歩くようになれば、これまで浅かった呼吸も改善され、腸の働きも良くなり、ゾンビ腸は回復していくのです。

座り方にも正しい姿勢があります。お尻の尾骨の先を真下に向け、その真上に座るようにイメージしましょう。そのうえで少し胸を張り、あごを引きながら頭のてっぺんが天井から引き上げられるように背筋を伸ばすのです。この姿勢を保つと、座っていても臓器が正しい場所に収まるのです。

正しい姿勢を維持して、腸の活性化を促しましょう。

帰宅後はすぐにソファに座らない

現代人の不健康は、座っている時間が長いことが原因だとする研究があります。電車やバスでの通勤・通学、デスクワーク、家に帰ってソファでぐったり……。日本人の成人は、平日に座っている時間が一日平均7時間もあるそうです。

長時間、座りっぱなしの姿勢は、全身の骨格の歪みを引き起こし、自律神経が乱れる原因につながります。全身の歪みは早急に改善したいところですが、無理に運動量を増やす必要はありません。一日のうち、座っている時間を減らすことこそ重要なのです。

ちなみに、「立っていると疲れる」と言う人もいますが、座っていても疲労しますし、さらに内臓や腸に大きな負担がかかります。これは、人間のカラダは立って動くようにできているためで、座っている状態のほうが「自然ではない姿勢」なのです。

厚生労働省や世界保健機関（WHO）の報告によると、座りっぱなしの生活は糖尿病やがん、脳卒中、うつ病を引き起こすといいます。アメリカ国立がん研究所のデータでも、座りっぱなしでいると結腸がんや乳がん、および子宮内膜がんを発症するリスクが高まることがわかっています。

「座りっぱなしの時間」は「ゾンビ化が進行する時間」と言い換えることもできます。

逆に、日常生活のうち、座りっぱなしになっている時間を立つようにするだけで、自然と体内の抗酸化作用を高めることもできるのです。ジム通いなど、今までの予定になかった運動の時間をつくることは難しいですが、座り仕事の合間に短い休憩を入れるだけで脂質代謝が向上し、むくみが解消できるというのなら簡単です。30分に一度は「立ち上がる休憩」をとるようにしましょう。一瞬立つだけでもＯＫです。

立っている時に消費するエネルギーは、1時間当たり70~80キロカロリーと言われています。姿勢も良くなりますし、圧迫された胸やお腹を伸ばすことで呼吸も深くなります。もちろん血行も良くなり、足腰の筋肉もほぐれるなど、メリットだらけです。

仕事から帰ると、ソファに座ってテレビを見たり、スマホを触りたくなるところですが、これをちょっと我慢して、簡単な家事をこなしてみましょう。それだけで、カラダは整ってくるのです。

夜12時までに寝て翌日に備えよう

自律神経を整えるには、過不足のない睡眠時間が重要です。睡眠不足が続くと、副交感神経の働きが弱くなってしまうからです。

夜にお仕事をされている人もいらっしゃいますから、就寝する時間は人によってバラバラですが、朝の9時くらいから夕方5時あたりまで、という一般的な就業時間の方は、ぜひ夜12時までに寝るように心がけてみてください。

これは、単に睡眠時間を長くしてほしい、という話ではありません。腸の働きに関係しているということなのです。

腸は食後3時間後くらいに、消化活動が活発になるゴールデンタイムを迎えます。この時間に眠っていると、腸は効率よく消化・吸収を行え、最大限の働きをみせてくれるというわけです。腸内環境が整うと、全身の細胞の新陳代謝も促されて肥満になりにくくなります。そのうえ成長ホルモンの分泌も促進され、肌や髪の毛などが若々しく、健やかになってくるという嬉しいオマケつきです。

では、夕食が夜の10時過ぎになったら、寝るのを深夜1時まで後ろにずらせばいいのか、と聞かれたら、それはNOです。睡眠時間が短くなりますし、十分な消化が得られず、翌朝のお腹がもたれやすくなり、朝食をしっかり食べられなくなる可能性があります。また、夜の10時過ぎに食べて、12時に無理やり寝たとしても、血糖値が十分下がりきらないまま寝るため、脂肪がカラダに蓄積されやすくなってしまいます。

あくまで基本は「**夜の9時までに夕食を摂り、12時までに寝る**」ことを目指してください。普段自炊をしている人は、週末などにつくり置きをしておいて平日の調理時間を短縮し、帰宅後パパッと夕食を食べられるようにしておくのが理想です。仕事で帰りが遅くなった日などは、しっかりとした食事ではなく、消化しやすいスムージーやホットミルクなど、胃に負担がかからないものを摂るといいでしょう。

仕事を持ち帰っていて、食後も深夜まで仕事をしている、という人は、ぜひ夜の仕事時間を朝に切り替えて、そのぶん早く眠ってみましょう。午前中は集中力が研ぎ澄まされていることは、すでに説明したとおりです。眠気を抑えながら仕事をするよりも、一度ぐっすりと眠り、リフレッシュしてから取り組んだほうが仕事も捗《はかど》りますし、仕事をひとつ片づけてから職場へ行けば、気持ちの余裕にもつながります。

ぬるめのお湯に15分つかろう

私たちには、一日1回、体調を整えることができる時間があります。それは、夜のバスタイムです。**入浴はカラダの汚れを落とし、筋肉をリラックスさせるだけでなく、自律神経のバランスと腸の働きを整えることができるのです。**

日本の大学が高齢者を対象にした調査を行った結果によりますと、毎日入浴する人は、週に数回しか入らない人に比べて、要介護認定になる率が約3割も低かったといいます。

最近は、シャワーだけで済ませる人も増えてきているそうですが、それではカラダが温まりきらず、副交感神経の働きが悪くなって質の良い睡眠がとれません。シャワーの刺激は交感神経を高めるため、シャワーで熱いお湯を浴びるのは避けたいところです。大事なのは、夏でも必ず湯船につかること。

もっとも理想的な入浴法は、39～40℃のぬるめのお湯に15分つかることです。まずは3分間、首までつかりましょう。その後10分ほどは、みぞおちまでの半身浴に。もちろん、あまり正しい入浴法を意識しすぎると反対にストレスにもなるので、自分が気持ち良いと感じる方法でいいのですが、湯船に入る時間が短すぎるとカラダの深部体温が上がらないため、せっかく湯船につかるのなら「首まで3分」の基本は忘れないようにしましょう。これがもっとも血行が良くなる入浴法で、副交感神経を高めるのに効果的です。入浴後、深部体温がゆるやかに下がっていくのにしたがい、腸の働きが整っていき、スムーズな睡眠に移行できるのです。さらに、起床時の交感神経を活性化させることにつながります。

お風呂好きな人のなかには、40℃以上の熱めのお湯が好きな人もいますが、これだと急に交感神経を刺激することになり、カラダに負担がかかってしまうため、注意が必要です。また長時間の入浴は、脱水症状になる危険性があるため、こちらも避けましょう。お風呂から上がったあと、コップ一杯の水を飲んでおくと脱水症状の予防になります。風呂上がりのビールは最高ですが、冷えすぎた飲み物は、せっかく温まった腸が冷えてしまいますし、アルコールには利尿作用があるため、常温のお水が最適です。入浴は腸の働きも良くするので、便秘に悩んでいる人は、毎日のシャワータイムを湯船につかることから変えてみるといいでしょう。

睡眠の質を上げるには？

厚生労働省の調査によると、**日本の成人5人にひとりが、眠りに何らかの問題がある「睡眠障害」の症状を抱えていることがわかっています。**

睡眠は、人間に限らず生物にとって非常に重要な習慣です。脳の疲労を回復させるだけでなく、日中の生活で得た記憶を整理・定着させ、細胞の修復や神経の調整を行う、心身のメンテナンスタイムなのです。

腸をはじめとしたカラダ全体と心のパフォーマンスを上げ、免疫力をアップさせるためにも、副交感神経の働きを高める睡眠の質は大事になってきます。眠ったあとも疲れが抜けなかったり、眠りが浅かったりした覚えはないでしょうか。あれは、交感神経が優位に立っていて、興奮した状態が続くことで起こっているのです。

こうした睡眠不足が積み重なっていくと、ホルモン分泌や自律神経の乱れにつながります。血流も悪くなり、腸内環境も乱れ、腸はゾンビ腸になっていきます。そしてゾンビ腸になると、仕事や勉強の効率が悪くなり、夜中遅くまで作業しなければならなくなり、さらに腸内環境が悪化……と、悪循環の一途をたどることになります。

反対に、質の良い睡眠ができると、副交感神経が活発化して血液中のリンパ球が増え、免疫量が上がります。腸の動きも活性化して血液が全身に巡り、カラダ中に活力がみなぎります。仕事や勉強の効率もアップと、良いことずくめです。

しかし、前述したように副交感神経は男性の場合は30歳を、女性の場合は40歳を過ぎたあたりから、働きが低下し始めます。そうなってくると、ただ寝るだけでは不十分です。年齢を重ねるほど、睡眠の質を上げる必要があるのです。

良質な睡眠に重要なのは、睡眠を誘うホルモンであるメラトニンを分泌すること。メラトニンは脳内物質のセロトニンからつくられるので、日中、しっかりと太陽光を浴びておきましょう。セロトニンが増えると、夜間にメラトニンがよく分泌されるようになります。また、副交感神経が優位になるには3時間が必要なので、夕食は睡眠の3時間前まで終わらせておくことも大事です。そうすれば食後に副交感神経への切り替えスイッチが入り、カラダがリラックスしていきます。

生活のリズムを整えると、短時間でも質の良い睡眠をとることができます。安眠できていない人は、起床後と就寝前に何をしているか、チェックしてみましょう。

寝る前のスマホやパソコンは避けよう

スマートフォンやパソコンといったＩＴ機器は、現代人の生活に欠かせない道具。コロナの影響もあり、近年では長時間のリモートワークやオンライン授業なども当たり前になってきました。

そんな便利なＩＴ機器ですが、これらの使用を避けるべき時間帯があります。それが、夕食後から寝る直前までの3時間ほどです。

この時間帯は、質の高い睡眠をとるための準備時間です。ところが、**スマートフォンやパソコンの液晶ディスプレイから発せられるブルーライトは、目を疲労させてしまううえに交感神経を優位にし、自律神経や脳に刺激を与えて深い睡眠に入りにくくさせてしまいます。**ベッドで横になっても神経が高ぶって眠れない状態は、このブルーライトが影響している可能性があります。眠りが浅かったり、夜中に何度も目が覚めたりするのも同じ理由です。

そして、こうした不規則な生活リズムはゾンビ腸の大好物でもあります。

ブルーライトをカットする効果を持つ眼鏡もありますが、最新の研究ではブルーライトカット眼鏡を着用しても、ＩＴ機器の使用による眼精疲労に、通常の眼鏡との差はみられなかった、という意見もあるなど、まだまだ研究が進んでおりません。

そもそも、ブルーライトに関係なく、長時間スマートフォンやパソコンを見続けることは、強い眼精疲労につながります。また、脳は睡眠中に、その日にインプットされた情報を整理しているのですが、寝る前にスマートフォンでＳＮＳをチェックしたり、パソコンで動画を見たりすると、脳が整理する情報が増えてしまい、交感神経を優位にしてしまいます。

これを避ける良い方法は、寝室にスマートフォンを持ち込まないことでしょう。スマートフォンは暇つぶしに最適ですし、そこから気になる動画などを見つけてしまうと、就寝時間が遅くなることにもつながります。夜中ふと目覚めた時に、スマートフォンで時間を確認するのも、脳の覚醒を促してしまうため、避けたいところです。

いきなり、夜中にＩＴ機器の使用をやめるのは難しいかもしれません。でしたらまずは、週に一度だけ就寝前に触るのをやめてみるといいでしょう。慣れてきたら、少しずつ、時間や日数を増やしてみましょう。

短い日記でその日一日をリセット

良い睡眠をとるためにいろいろな準備をしても、日中に嫌なことがあると、そのことが思い出されて寝つきが悪くことがあります。日常生活でストレスがたまるのは、ある意味当然です。

そこでおすすめなのが、「寝る前に日記を書く」方法。

日記なんて面倒臭い、と思われる人がいるかもしれません。また、普段からその日に起きたことをＳＮＳに投稿している人もいることでしょう。ですが、ここでおすすめするのは、次の３つの要素を、１行ずつ書くだけというもの。

①その日失敗したことやいちばんストレスがたまったことを書く。

まずは、いちばんイライラしたことを1行目に書きます。わざわざ嫌なことを思い出さなくても、と思われるかもしれませんが、自分の気持ちと向き合うことは、自律神経を整えるために重要なことです。それに、なんとなく嫌な気持ちを抱えたまま眠ろうとするよりも、一度ハッキリと思い出し「このことを思い出すのはこの瞬間まで！」と考えたほうが、気持ちのスイッチもきれいに切り替わります。大事なのは、思い出した感情に引きずられないことです。

②その日いちばん感動したことを書く。

次に、嬉しかったことを書きましょう。仕事を予定どおりに終えることができた、電車の混雑に巻き込まれずに済んだ、などちょっとした幸せでOKです。「嫌な気持ちになった一日だったけど、楽しいこともあったんだなあ」と自覚することが重要なのです。毎日の小さな幸せを自覚できるようになれば、日常生活の「小さな幸せを見つけるアンテナ」もどんどん鋭くなっていきます。

③明日の目標や、今、気になっていることを書く。

これは「翌日の自分の姿」を具体的にイメージすることで、気持ちを明日に向けて準備させるためのものです。メールの返事を出す、資料作成を3ページ進めるといった身近な内容で問題ありません。

このように3行でその日一日をまとめると、気持ちもスッキリできます。続ければ続けるほど効果的です。ひとつだけ注意してほしいのが、日記は手書きで行ってください。スマートフォンやパソコンを使うと、脳が覚醒してしまうためです。

週1回「睡眠の日」をつくろう

質の良い睡眠には、正しい生活リズムをつくることと、十分な睡眠時間を確保することが大事ですが、忙しい現代人は、就寝時間や睡眠時間が不規則になってしまいがち。どうしても正しい生活リズム、十分な睡眠時間を確保するのが難しいのであれば、週1回「睡眠の日」をつくってみるのはいかがでしょうか。

ダイエットでは、何でも好きなものを食べて良い「チートデイ」をつくる人がいます。これは我慢ばかりしてストレスをためるより、リラックスする日を設定するほうが効率よく痩せられるという考えによるものです。これと同じように、睡眠を最優先で楽しめる日を設けるのです。

昼間は軽くカラダを動かしてセロトニンを増やし、メラトニンを分泌しやすい状態を用意します。

ぬるめのお風呂に15分ほどつかり、カラダをリラックスさせたら、睡眠をとる3時間前までに食事を摂ります。食事後はスマートフォンやパソコン、テレビなどを見るのは避け、副交感神経の活性化を促しましょう。寝酒やタバコ、カフェインを含む飲み物は脳を覚醒させてしまうため、この日はスルー。勉強や仕事もなるべく日中に片づけておくといいでしょう。

温めたタオルを首に巻くと、首にある血管と神経を刺激して副交感神経を活性化させることができます。さらに、リラックスできる音楽を流せば、質の高い睡眠をとることができ、翌日以降をリフレッシュして過ごせます。

ただし、長時間の寝だめは体内時計のズレを生んでしまう可能性があります。睡眠時間が短いと、睡眠の効果は十分に得られませんが、だからといって睡眠時間が長ければ長いほど質が上がる、というものでもありませんので、睡眠時間を長くとるとしても、平日からプラス1~2時間ほどにとどめましょう。

質の良い睡眠をとれば、副交感神経が活発に働き、血液中のリンパ球が増えて免疫力もアップ。血流も良くなって朝から元気に活動できますので、翌日に重要な会議を控えていたり、大事なスポーツの大会があるなど、パフォーマンスを求められる日の前日に「睡眠の日」を設けるという方法もおすすめです。もちろん、起きたら日の光を浴びることを忘れずに。

自然の力を感じて気分をリフレッシュ

現代はハイテク機器に囲まれて生活を送っています。その利便性のおかげで社会が回っていると言っても過言ではありませんが、一方で、自然とかけ離れた生活によるストレスも受けているのです。

このストレスで自律神経が乱れると、免疫力が落ち、体調や精神のバランスが崩れてゾンビ化が進んでしまいます。そんなゾンビ化を回復できるのが、自然の力です。

自然の中に身を置くと、仕事中のように「何時までにこの仕事を片づけるためには、まずこの作業を最初に済ませないとダメだから……」などと、頭をフル回転させることはありません。「肌に当たる風が心地よい」「川を流れる水の音を聞くだけで、なんだか心が浮き立つ」といったように、五感で自然を味わいます。そしてその**五感の刺激によって、心身がリフレッシュできるのです。**

これは感覚的な話ではなく、環境省によると、東京都内に勤務する37～55歳の男性が長野県飯山市の森林環境下で2泊3日滞在したところ、ウイルスやがん細胞などを攻撃するナチュラルキラー細胞が、一日で27%、2日で53%も活性化するといった、免疫機能の増強効果がみられたそうです。また、都市部と森林部の両方を歩いて、リラックス状態を調べる実験を行ったところ、森林の中では都市部に比べて、副交感神経の活動が2倍程度にまで上昇したとも発表されています。

大自然がある場所まで遠出する必要はありません。近場の公園に出かけて、ぼんやりと空を見上げるだけでも、リラックス効果は得られます。ぼんやりしている時、脳は次の行動のためにリセットされるのです。

花や樹木の香りを利用した、アロマテラピーという方法もあります。鼻から大脳に届いた香り成分が自律神経をコントロールしてくれるのです。

職場のように、自然がない場所に花を置くのも、非常に有効です。2020年に農研機構が面白い実験をしています。一度ストレスを与えてから、花の鑑賞でそのストレスがどのように緩和されるかを調べたのですが、なんと、生花ではなく花の画像を見ただけでも、上昇していた血圧が低下し、ストレスによって上昇するホルモンも、画像を見た後は21%も低下したというのです。ぜひ花や自然を日常生活に取り入れて、日常生活のストレスでゾンビ化するのを防いでいきましょう。

こまめに片づけをしよう

学校の授業や職場の仕事が終わった後や、帰宅した直後などは、もう勉強や仕事のことを忘れてしまいたくなります。ですが、そこでほんの少しだけ頑張って、身の回りを片づけてみてください。使ったものを元の場所に戻し、散らかったものをきれいにして、翌日のスケジュールや必要なものをチェックする。時間にすれば10分もかかりません。

仕事中に必要な資料を探すため、デスク上に積まれた書類をパラパラめくったり、メモを取ろうとしたらペンがなく、デスクの引き出しを全部開けて探したりした経験はありませんか？　大手文具メーカーのコクヨが２０２２年に行ったアンケート調査によると、**ビジネスマンは一日平均13・5分を「探し物」に費やしている**、という結果になりました。年間に換算すると、実に58時間です。ちなみに、２０１７年の調査では、一日20分ありましたが、デジタル化などの影響で短くなったようです。

片づけに10分かかるのなら、あまり違いがないと思われるかもしれませんが、３・

5分という差も積み重なると年間15時間以上になります。物を探すことにほぼ1日分の仕事時間を費やしていると考えたら、かなり大きいのではないでしょうか。

そして何より、前日のうちに準備ができていると、ストレスがなくなります。朝の時間帯に余裕ができますし、忘れ物で慌てることもなくなります。実際の作業も、物が散らかったデスクより、きれいに整ったデスクで行ったほうが自律神経のバランスは良くなります。清潔ですっきりした場所に発生しないのは、映画のゾンビもゾンビ腸も同じといったところでしょうか。

もちろん、片づけが苦手という人もいるでしょう。ですが、ほかの項で紹介したことと同じように、片づけも無理をする必要はありません。一気に全部をきれいにしようとすると、交感神経が優位に立ってしまうため、逆効果になってしまいます。まず今日はカバンの中だけ片づけて、翌日は机の上だけ掃除する、といったふうに、1カ所だけでいいので、毎日片づける習慣を身につけていきましょう。時間もかからずストレスもほとんどありませんが、1カ所片づけるだけでも翌日の作業は必ず捗るようになりますし、片づけたあとには達成感も得られます。慣れてきたら、片づけるところを少しずつ増やしていくといいでしょう。

ムダのない部屋が余裕のある生活をつくる

たくさんの物、情報がある環境で暮らすことは、とても現代的で、便利です。一方で、様々な物、情報が視界に入ってくるのは、カラダにとって、それだけで大きな負担にもなります。

そこで、自分の周囲だけでも、情報量を減らしてみましょう。

近年は「断捨離」が流行しています。「断捨離」とは、不要な物が生活に入ってこないよう遮「断」し、現在持っている不要なものを「捨」て、執着している物事から「離」れることです。持ち物が減れば、部屋の片づけが楽になり、物を探す時間も減ります。また、「今日は何を着て行こう」など、何かに悩む時間も短縮できるようになります。さらに、物の少ない部屋はホコリなどが目立つようになりますから、すぐに掃除でき、清潔な部屋を維持することにもつながるのです。これまで、ほとんど使用していなかったものをなくし、そこに花でも飾ることができたら、さらにリラックスした生活を送れるようになることでしょう。

加えて、「断捨離」自体にもストレスを軽減させる効果があると言われています。物が放置された部屋の中で生活していると、「本当は片づけないといけないんだけど……」という気持ちを常に抱えた状態になっています。「断捨離」をすると、物理的な整理とともに、物を処分したことで心の整理もつけられ、スッキリできるというわけです。

もちろん、物をただ減らせばいい、というものでもありません。「自分が心地よくいられる部屋のために、必要な物だけを残す」のがコツです。物を処分することに抵抗がある方もいらっしゃるでしょう。処分するものを決める時は「1年使わなかったものは捨てる」など、明確にラインを定めたほうが効率的ですが、処分する際は「なぜ自分がこれを欲しいと思ったのか」ということを思い返してみましょう。そうすれば自分の価値観を改めて認識することができますし、今後、何かを衝動的に欲しくなった時に「でも、あの時も同じようなことを考えて、結局ほとんど使わなかったなあ」と購入を思いとどまることができます。

ムダのない部屋は余裕ある生活をつくりだし、余裕のある生活はストレス解消につながります。ストレスを捨てるために、まず部屋のムダな物を捨ててみましょう。

早めにスタートし、ゆっくり行動しよう

これまでに説明したとおり、自律神経は本当にデリケートです。たとえば乗っていた電車にトラブルが発生し、予定していた時間に到着するかギリギリになるだけで、多くの人は落ち着かなくなってしまいます。これは、交感神経が刺激されて優位になってしまったためによるものです。交感神経が優位に立つと、呼吸は浅く、速くなり、血流の乱れにつながります。さらに脳の働きも低下するため、注意力が鈍り、余計なミスやトラブルを生み出してしまいます。

そのような**自律神経をうまく安定させるには、「ゆっくりと行動する」ことが大事となってきます。**ゆっくりと行動すると副交感神経が活性化し、落ち着きを取り戻すことができるからです。

仕事中、ふとしたことでイライラした時も、ゆっくり行動することは有効に働きます。たとえば、普段よりゆっくりぎみに話すのもいいでしょう。会社でイライラしている人は、早口になっていませんか？　あれの逆を意識するといいのです。

日常生活は、とくに朝の時間帯が慌ただしくなります。学校の登校時間や会社の出勤時間に間に合うかどうか気になりますし、その日やらなければならないことで頭がいっぱいになりがちですから、無理もありませんが、そういう時ほどゆっくり行動することが大事です。そして、ゆっくり行動するためにも、ぜひ「30分前行動」に取り組んでみてください。家を出る時間を30分早くすれば、慌てて階段を駆け上がり、息を切らせながら電車に駆け込む、なんてことも起きません。

さらに、気持ちに余裕ができれば、周囲の人に対しても優しくなれます。時間ギリギリの時に改札で割り込まれるとイライラしてしまいますが、心にゆとりがあると周囲に目をやる余裕が生まれ、急いでいる人に笑顔で先を譲れるようになります。他人に優しくできたことで心が落ち着き、それは自律神経にさらに良い効果を与えてくれるのです。

失敗をおかしたり、ミスに気づいた時も、慌てて対応にとりかかるのではなく、一度ゆっくりと行動し、自律神経を調整しましょう。背筋を伸ばしてゆっくりと深呼吸するだけでも、焦りが少なくなります。こうして自律神経を調整する方法に日頃から取り組んでいると、不意のアクシデントにも慌てずに対応できるようになるはずです。

ストレスのない人とのつきあい方とは？

家族や恋人といった存在は、心の支えになってくれる存在です。そのようなパートナーたちの生活であっても、ちょっとしたことでストレスが生まれることがあります。どんなに仲が良く身近な間柄であっても、すれ違いが生じるのは当たり前のことです。大事なのは、それでストレスを感じ続けたり、相手にダメージを与えたりしないことです。相手を傷つけてしまうと、その後ろめたさから、精神的に不安定になってしまうからです。

仲の良い人とのいさかいは、発作的に感情が爆発してしまうことがほとんどです。そこで、感情が爆発しそうになったら、いったん口を閉じて沈黙してみてください。これだけで、怒りをかなり抑えることができます。また、階段を上り下りしたり、食器を洗うといった単純動作は、イライラを抑える効果がありますので、黙ったあとは、これらの単純作業をやってみてください。作業を終えるころには、怒りの感情はほとんど消えているはずです。

会社や学校などにいる時は、人との関係にストレスを感じがちです。これは、過去にあったトラブルなどで抱いた、相手へのマイナスのイメージが残り続けてしまうことによるもの。

「ちょっとこの人、苦手だなあ」と思う相手がいる場合、何がきっかけで、どんなマイナスイメージを抱いているのか、まず認知してみましょう。ハッキリと自覚することで、対処方法に気づくこともありますし、逆に「この人と仲良くするのは無理」となれば、今後は相手の言動に振り回されないつきあい方ができます。

また、日頃から周囲の人たちとのスキンシップを欠かさないようにもしたいところです。たとえば、親が子どもを抱っこしたり頭を撫でたりすると「オキシトシン」というホルモンの分泌が促進されることがわかっています。これはセロトニンなどと同じく、ストレスを軽減させる効果を持っています。このように、とくに触れ合うスキンシップは、幸せの感情に直結しているのです。

触れ合わなくても、恋人と見つめ合ったり、親しい友人や家族とお喋りするだけでも心は穏やかになります。周囲の人たちとのちょどいい距離感を構築し、ストレスのない日々を過ごしましょう。

「無理しすぎないことが何より大事」

ここまで、自律神経を整え、ゾンビ腸を追い払う様々な方法を紹介しました。最後に、もっとも重要なことを紹介します。それは「**無理しすぎないこと**」です。

ある調査によると、日本人の70～80％は「頑張りすぎの傾向」にあるそうです。日本人は真面目で責任感が強く、周囲に対する気配りも欠かしません。これは素晴らしいことですが、必要以上に頑張ってしまうと、慢性的なストレスを抱えることになりかねません。

また、おそらく本書を読まれている方々の中には、書かれている方法を頑張ってやり抜こうと強く考え、すでにスケジュール表にびっしりと片づけやウォーキングの予定時間を記入された方もいるかもしれません。ですが、余裕のないルールづけはストレス軽減とは真逆です。自律神経はますます乱れますし、長く続けることもおそらくはできないでしょう。

さらに、真面目に頑張ろうとすると、いざ続けられなくなった時に、自分を責めてしまいがちです。これもまた、新たなストレスとなってしまいます。

規則正しいリズムで生活できるのは理想です。しかし、それは時間をかけてゆっくりと構築していくものです。

もっと、おおらかに考えてください。明日の朝に一杯の水を飲めば、それだけで昨日までのあなたより、確実にカラダに良いことをやったことになります。本書に書かれている内容も、できるものから取り組んでみましょう。しばらく続けて「自分には向かないな」と思ったら、別の方法に切り替えてもいいですし、少し間が空いてしまってもOKです。

これまでに解説してきたように、**腸と自律神経、体調は密接につながっています。**たとえば食生活の改善で腸内環境が整ってきたら、連鎖的に自律神経も整います。そうやって心の余裕が生まれたら、また新しいチャレンジを行う、といった形で、少しずつやれることを増やしていけばいいのです。

ゾンビ腸との戦いは、映画のようにゾンビを倒して終わり、というものではありません。一生続いていくものです。それだけに、無理しすぎず、毎日楽しんで続けられることを第一に、取り組んでいきましょう。

おわりに

外来に来られる患者さんの多くは「自分の病気は、もう一生つきあわないといけないものだ」と、深刻な気持ちを抱えていらっしゃいます。そんな患者さんに、私は「腸を整えれば、カラダだけでなく人生も変わりますよ」とお伝えしています。

これは単なる励ましではなく、私自身が腸の凄さを体験したことによるものです。

外科医として働いていたころの私は、激務に追われ睡眠不足は日常茶飯事。ストレスもたまり、つねに疲労感がのしかかっていると思いながら仕事をしていました。

このままではいけないと、少ない時間の中で見つけ出したのが、腸の改善です。朝コップ一杯の水を飲んでから腸のストレッチを行い、腸内環境に良い朝食をいただき、余裕を持って仕事へ向かうというところから始めました。本書で紹介した方法は、実際に私が過去に行っていたものなのです。

おかげさまで、約1カ月ほどで肌ツヤが良くなり、そのうちに疲労感も消失。集中力が高まるので作業の効率も良くなり、生活にも少しずつゆとりが生まれてきました。現在も腸を意識した生活を続けており、朝から取材に応える私の姿に「朝早いのに、エネルギッシュですね」と驚かれたことも一度や二度ではありません。

ですが、この朝の習慣を「頑張って」やっている意識は私にはありません。アドバイスを求められたら、この方法をお教えしますが、「これを毎日続けないと、そのうちカラダを壊しますよ」などと強制するつもりもありません。

自分のカラダとは一生をかけてつきあっていくものですから、そこにストレスがあってはならないのです。

食べ物について第3章でこまごまと説明しましたが、私は焼肉もトンカツも好きですし、コンビニ食品やファストフードも楽しんで食べています。第4章の運動や第5章の日常習慣をサボったりすることもあります。

大事なのは「今より少しだけ、心とカラダに良いことをやってみよう」と意識することです。今日からは、朝一杯の水だけは飲んでみる、30分だけ早く起きてみる、なんとなく食材も、ちょっとだけ健康を気にした組み合わせにしてみる……。そういったほんの少しの積み重ねが、やがて健康な心身につながっていきます。

ゾンビとなってしまった人間で、「ゾンビのままが良い」と考える人はおそらくいないと思います。誰だって普通の人間でありたいものです。

ただ、その「普通になる方法」が大変だと、続けられずに心が折れてしまいます。本書はそのようなことがないよう、簡単に続けられるメソッドをもとに構築いたしました。どれかひとつでも、参考になるものがありましたら幸いです。

健康とは、カラダと心、両軸がそろって初めて成立するものです。そのためには、毎日を楽しく過ごすことが一番です。

本書をきっかけに、楽しく過ごせる日々が一日でも増えたなら、これに勝る喜びはありません。

令和6年8月吉日

小林弘幸

小林弘幸（こばやし・ひろゆき）

1960年、埼玉県生まれ。順天堂大学医学部教授。日本スポーツ協会公認スポーツドクター。自律神経研究の第一人者として、プロスポーツ選手、アーティスト、文化人へのコンディショニング、パフォーマンス向上の指導に携わる。『医者が考案した「長生きみそ汁」』（アスコム）、『整える習慣』（日経BP日本経済新聞出版本部）、『捨てる勇気100』（宝島社）など、著書・監修書多数。

◆STAFF

編集協力：林 賢吾、佐古京太（ファミリーマガジン）
カバーデザイン：小口翔平＋畑中茜（tobufune）
本文イラスト：桜井葉子
本文デザイン・DTP：金井 毅、内藤千鶴（ファミリーマガジン）
写真：アフロ

腸から生まれ変わるカラダ

2024年10月5日　第1刷発行

著　者　小林弘幸
発行人　関川 誠
発行所　株式会社宝島社
〒102-8388
東京都千代田区一番町25番地
電話：(編集)03-3239-0928
(営業)03-3234-4621
https://tkj.jp

印刷・製本　中央精版印刷株式会社

Printed in Japan
ISBN 978-4-299-05739-6